JN093530

ワクチン幻想の危機

新型コロナが明らかにした
ワクチンの
本当の姿

大橋 眞 Ohashi Makoto

共栄書房

はじめに

　ワクチンが発明されて、２００年以上の年月が経ちました。感染症との闘いであった人類の歴史は、ワクチンの開発により大きく変化したという評価があります。その一方で、感染症の減少には、ワクチン以外の社会環境の変化などが大きく影響していることも否定できません。

　日本では現在、ジフテリア、百日せき、ポリオ、破傷風、麻しん、風しんなど14種類の定期接種が法律上認められています。定期接種は義務ではないものの、公費で助成される制度があることから、接種することが一般的になっているのです。

　接種を受けておけば何となく安心という心理から、ワクチンの効果に対して疑問を感じる人は少ないかもしれません。よほどの事情がない限り、ワクチン接種の問題点について考える機会もなかったようです。

　ところが、新型コロナで状況は一変しました。

「恐ろしい感染症がまん延している」とニュースで繰り返し報道され、人びとは感じたことのない不安を覚えました。そして、この解決策としてのワクチン開発が紹介され、専門家がこれを推奨する中で、国民のワクチンへの期待が高まっていきました。費用の公的補助や国家補償制度も、ワクチンの信頼に大きく影響しています。

政府やマスコミがワクチンの推進をする一方で、ワクチンの問題点を指摘する声は「陰謀論」のレッテルを貼られ、封殺されました。

その結果、ワクチンの本体が組み換え遺伝子であることすら知らないままに接種を受ける人が続出しました。「恐ろしい感染症」から家族を守るためにワクチン接種を受ける選択をした人も多かったようです。

今回のワクチンの問題点は、対象となる感染症が今もなお不明確な点です。小さな遺伝子断片の類似性が見つかることが、どうしてウイルスによる感染症のまん延と言えるのか、根本的な問題について誰も答えを出していないのです。

病原体ウイルスの存在証明には、少なくとも年単位の時間が必要です。今回は、病原体ウイルスの存在が証明される前にワクチンが登場しました。そして、あたかも遺伝子ワクチン接種が目的であるかのように、不都合な点は覆い隠されたままです。

そしてワクチン接種が始まってから、有害事象が多発しています。ワクチン接種との因果関係が強く疑われる事態です。このような状態になっても何の声もあげない人が大多数というのは、極めて異常です。

新型コロナ感染症騒動によって、ワクチンの問題が一気に浮上しました。これまで不明な点が多かったワクチンの本態が、実際に目に見える形で明らかになったのです。これまでの感染症の問題とは別次元の問題を含んでいます。新しい感染症騒動は新しい医療の問題でもあり、これまでの医療についても振り返って考え直す必要があることを問題提起しています。

医療系の大学を目指す若者は、医療関係の仕事に夢を持っているはずです。ところが、今回の感染症とワクチン騒動を経て、医療系の大学で学ぶ学生は、これからの進路の現実を見つめ直しているかもしれません。

夢でなく現実を見つめることは、人生にとって欠かすことができません。医療の現場において初めて医療の現実がわかる面もありますが、かえってわからなくなる面もあります。道に迷ったときに、自分の立ち位置を見失うこととよく似ています。この場合、必ず迷った地点まで戻ることが原則です。本当の姿を知るには、出発点に戻って、立ち位置を見直す必要があるのです。

人類を救う目的としてのワクチンは、どこへ行ったのでしょうか。

ワクチンの本当の姿を知り、幻想から目をさますことが、医療のこれからを考える上で避けて通れないのです。

ワクチン幻想の危機——新型コロナが明らかにしたワクチンの本当の姿◆目次

第3章　明らかになったワクチンの基本的問題　43

第4章　ワクチンの有効性は証明できるのか　66

第5章　細胞を改変するワクチン　102

第6章　有害事象と副反応　127

第1章　新型コロナの前提条件

前提条件を疑う必要がある

新型コロナウイルス感染症が世界中にまん延しているとされ、大きな社会問題となりました。この問題に限らず、大きな社会問題には必ず重要な前提条件が存在します。前提条件の置き方によって、問題への対処法は全く変わってきます。

新型コロナの場合は、２０１９年に中国武漢において重症肺炎の集団感染が発生したことが前提条件になっています。

当時、武漢の街の様子を伝えるビデオの一部が世界に流出しました。路上で急に倒れる人々や、武漢の悲惨な様子を必死に伝える様子が映し出されていました。ですがよく見ると、路上で急に倒れる人は、倒れる前に手をついて受け身の姿勢をしています。

中国の次に感染が蔓延したとされるアメリカからも、同様に「惨状」が伝えられましたが、ニューヨーク発の、死体袋を片手で運ぶ様子やマネキンに人工呼吸器を装着している写真も存在します。

果たして、これらの映像は本物だったのでしょうか。

2010年には、米ロックフェラー大学から、感染症騒動におけるロックダウンとマスク社会の出現、スーパーマーケット入り口での検温など、今回のパンデミックの場面を予測したような場面が描かれた冊子が出されています（①）。

また、新型コロナウイルスの名称を使った予行演習「イベント201」が、このパンデミックが起こる直前の2019年10月に米ジョンズ・ホプキンス大学で開催されています。その前年には、同大学からRNAウイルスによるパンデミックに関連する冊子も公表されています（②）。

武漢の感染症騒動は、これらに関連した演出の可能性もあります。

PCR検査の前提条件も疑ってみるべき

新型コロナウイルス病原体遺伝子を検出するというPCR検査は、武漢の映像が本物であることを前提として作られています（③）。

2020年2月、横浜港に入港したクルーズ船ダイヤモンド・プリンセス号での感染症騒動において、乗客に対するPCR検査が実施されました。その後、日本において新型コロナウイルス感染症の陽性者が、ＰＣＲ検査によって作られました（④）。

もし、武漢での感染症騒動が本物でなければ、全てが本物でないことになります。

前述のように、コロナ騒動当初の出来事には不自然な点が少なくありませんでした。私たちはあの時、一度スタートラインに立ち戻って、前提条件が正しいのかどうかを疑う必要があったのです。しかし、あっという間に世界に広まったパンデミックの規模があまりに大きいため、何が前提条件になっているのか気づきにくい仕組みがつくられていたのです。

権力者がその支配を強固にするため、恐怖という仮説を前提条件に設定することが、これまでの歴史でもしばしば起こってきました。詐欺行為は、その前提条件を疑うことなく信じさせるような心理作戦が基本です。前提条件を疑うことなく受け入れてしまうと、簡単には元に戻れないような仕組みが組み合わされています。

新型コロナ騒動も、恐怖という仮説を前提にした詐欺行為だった可能性が、否定できません。

遺伝子ワクチンの前提条件を考える

コロナ騒動においては、異常なまでのワクチン接種キャンペーンが大々的に繰り広げられました。このキャンペーンの結果、多くの国民がワクチン接種を受けざるを得ない状況に陥ってしまいました。

ワクチン接種により大なり小なりの有害な問題が起こることは、多くの人が知っているはずです。それにもかかわらず多くの人がワクチン接種を受けるのは、ワクチン接種による利益を信じているからです。

この新しく登場した遺伝子ワクチンも、武漢での感染症騒動が本物であることを前提としています。武漢の病院に入院した肺炎患者から推定されたＳＡＲＳ－ＣｏＶ－２の遺伝子構造⑤に基づいて、遺伝子ワクチンが設計されているからです。ですから、武漢での感染症騒動が本物でないのであれば、遺伝子ワクチンは偽物ということになります。

しかし、もともとの前提条件として、武漢での感染症騒動が本物であることや、ＰＣＲ検査が病原体ウイルスを検出していることは必須ですが、これはいまだに証明されていません。首相や専門家が断言することによって、前提条件が疑わしいことなど忘れられてしまうのかもしれません。

結果的に、ＰＣＲ検査の結果に基づく世界レベルのパンデミックが本物であるという前提条件のもと、遺伝子ワクチン接種しか救われる道はないというような、盲信的な観念ができ上がっていったのです。

これまで食品の組み換え遺伝子について疑問を持っていた人でさえ、組み換え遺伝子ワクチンを受け入れるという異常事態が起こったのですが、組み換え遺伝子の注射であるという認識がどこまであったのかも、はっきりとしない状態です。

有効性不明というワクチンの問題

これまでのワクチンにおいても、本当に感染予防効果があるのかという点に関しては、その科学的根拠をはっきりと確認することができません。これには、ワクチンの有効性判定に関して技術的な限界があることが関係しています。それにもかかわらず、あまり問題にされることもなく、ワクチンは良いものであるという印象が一般に行き渡っています。

感染予防効果を証明するためには、体内の病原体を検出する必要があります。多くの感染症では病原体の存在部位が特定できない場合が多く、体内から検体を採取する確実な方法がありません。また、病原体が新たに侵入したものであることの証明も容易ではありません。

今回の新型コロナワクチンは、感染予防効果は確認できないものの、発症や重症化予防に関する有効性が高いとされています。しかし実際には、発症予防効果を測定する科学的方法が存在するわけではありません。なぜなら、病原体検出の方法が確立していない限り、効果を測定することは不可能だからです。症状を一目見て病気の診断ができるのでない限り、有効性判定の方法を確立することはできません。

ワクチンの有効性に関して本質的な議論がされることもなく、人類史上初めてという遺伝子ワクチンが、国家の主導のもとに国民の大部分に接種されました。これは非常に不自然なことです。

政府や行政から、ワクチンの中身に関して何が問題なのかを説明されることはほとんどありませんでした。そして、マスコミやソーシャルメディアの情報統制も、大きな影響を与えています。

現代は、赤ちゃんのときから様々なワクチン接種がスケジュールに組み入れられており、ワクチン接種が当たり前という雰囲気が作られています。その一方で、副反応や有効性などについて、ワクチンへの疑問を持つ人もいます。

ワクチンは決して安全が保証されたものではありません。人工的に免疫を誘導するためには、免疫系を不自然なかたちで刺激する必要があります。そのために、体にとって異物を体内に注入します。しかも、一時的な刺激でなく、ある程度長期にわたって刺激が持続する必要があります。そのために、体にとってかなりの負担になる免疫応答を引き起こすことになります。

ワクチンは人工的に不自然な状態を作り出すものであり、一定レベルの危険性を避けることができません。ある意味では、免疫の仕組みのアンバランス状態を人工的に作り出すものです。これが、結果として大きな問題を引き起こす可能性があります。

ワクチン接種は健康な人に対して行う行為であり、一定の割合で有害なことが起こり得るものです。それにもかかわらず、有効性の証明は困難であるという問題が共有されていないことが問題なのです。

ワクチンの有益性とは何か

ワクチンには有害事象を引き起こすことがある半面、有益性もあると信じられています。この有益性が有害性を上回っているという理由で、ワクチン接種の重要性が叫ばれているはずです。もし有益性がなければ、ワクチンは有害性を起こすものに過ぎないということになってしまいます。ワクチンの有用性を示す上で、有益性を証明することが必要不可欠です。

この有益性とは、当然ながら感染症に対する予防効果です。しかし、「これまでずっとやってきたから」ということがワクチン接種事業の正当化の理由にされている面があります。これでは、ワクチン製造販売業者、ワクチン接種事業に関わっている医療機関、行政にとっての有益性にすぎません。

客観的に見て、ワクチン接種を受ける人の有益性、つまり感染症の対策としての効果はあるのでしょうか。

感染を防ぐ効果は伝染性の阻止効果にも関係していますが、実際には、この両者の関係性の証明は困難です。新型コロナにおいても、発症阻止効果と重症化抑制効果があるという理由で、行政などの主導により大々的な接種キャンペーンが行われてきましたが、実際には、今回のｍＲＮＡワクチンは、感染性の阻止効果も伝染性の阻止効果も証明されていません。

発症阻止と重症化抑制の効果はワクチンメーカーが出してきた有効性のデータの一つの解釈に過ぎません。主観的なデータでは、ワクチンの効果を科学的に証明したことにはならないのです。発症抑制効果と重症化抑制効果では、感染症のまん延阻止効果につながるかどうかも不明です。

感染症のまん延が問題であり、この問題を解決するためのワクチン接種事業というのであれば、ワクチンの有効性は感染阻止効果と伝染性阻止効果でなくてはならず、それはあくまで、客観性のある科学的根拠に基づく証拠がなければ、有益性が有害性を上回るとは言えません。そのために、ワクチンの有益性に関わる科学的根拠について調べる必要があります。

未知の遺伝子ワクチンがもたらす問題

新型コロナ対策において遺伝子ワクチンが必要であるとする理由にされたのは、ＰＣＲ検査に基づく確定診断です。しかしＰＣＲ検査は遺伝子検出であり、病原体検出ではありません。検査という名称を使うためには、病原体を検出している証拠が必要です。

病原体の証明とは、微生物やウイルスが引き起こす病原性によって症状が発症するという因果関係の証明です。病原体の証明ができなければ、病原体を検出している証拠はないのです。

一般的に、病気の原因を探すのは大変手間のかかる手作業が必要です。すべてが手作業であり、作業の方法を確立することも必要です。病原体を特定するまでには、気の遠くなるような作業工程があります。

もちろん、検査で一気に病原体が判明するようなことはありません。病原体の可能性のあるものについて、一つひとつ手探りで、実証実験により病原性を確認していく作業が必要です。一つの病原体候補を実証実験で確かめるだけで、数ヶ月の時間が必要です。いくつもの病原体候補を調べるとなると、少なくとも数年は必要です。

病原体が判明しない状態で、病原体検査ができるはずがありません。当然ながらワクチンを作成することも不可能です。

新型コロナの病原体とされているＳＡＲＳ－ＣｏＶ－２は、患者からの検体採取から遺伝子解明、そしてＰＣＲ検査法の開発までが３週間でした。この短期間では、病原性の確認も、ウイルスの確認もできていません。そもそも遺伝子情報の確認もできていないのです。

ＰＣＲ検査が何の遺伝子を検出しているのかも不明なままに、感染症が発生したことになり、そして、その対策として遺伝子ワクチンが開発され接種が進められたのです。

新しい遺伝子ワクチンにどのような問題があるのかについての知見は、ほとんどありません。遺伝子ワクチンは、これまでのワクチン問題とは次元が異なる、新しい社会問題です。

症状から病原体を判別することは不可能

症状から病原体を証明できるのであれば病原体の伝染を知ることができますが、そのように病原体を同定できる感染症は限られています。例えば新型コロナ感染症に、ひと目見て他の病気と判別できるような特色があるでしょうか。発熱や味覚障害などは他の感染症でも見られる症状です。症状だけで病原体を特定することが不可能なのは明らかです。

ある感染症が急速にまん延したような場合には、症状から病原体を推定することが可能かもしれません。しかし、本当に感染症がまん延しているのかについては、結局のところ病原体を検出しないと結論を出すことができません。また、体内の病原体検査法があるわけではないので、病原体検査により新規の感染を知るという方法は存在しないのです。

症状から病原体の特定ができるのは、非常に特殊な場合に限られます。例えばその感染症が、唯一無二の、他の感染症では考えられない症状を出す場合です。しかし、このような場合でも、病原体が特定されており、その病原体による特殊な症状であることが予め証明されている必要があります。また、病原体に変異体などの多様性があって、似たような症状を出す病原体がいくつか混在しているような場合には、病原体の同定は不可能です。

しかも、病原体が混在しているかについては、簡単に調べることができません。一つの病原体ですら特定するのはそう簡単なことではないですから、これが、いくつか混在しているような状態であることを知るのは、極めて困難です。

症状の原因の可能性は数多く存在します。また、原因は一つでなく、複数の原因が症状の発現に関係している可能性があります。複数の原因の組み合わせを考えると、原因の可能性は無限にあると言っても過言ではないのです。

このような状態であれば、ワクチンの有効性判定は当然ながら不可能です。

病原体不明の感染症にワクチン？

ＰＣＲ検査陽性が問題であるというのであれば、ＰＣＲ検査を指標としてワクチンの効果を証明する必要があります。しかし、ワクチンによる感染抑制効果は確認できないとされています。すなわち、ＰＣＲ検査の結果ではワクチンの効果は証明できません。

それでは、ＰＣＲ検査陽性の人の症状の原因は、一体何だというのでしょうか。もし、ＰＣＲ検査の結果が症状と関係があるのならば、ワクチンが症状の発現だけを抑制して、ＰＣＲ検査に影響しないという説明ができません。

ここでわかるのは、ＰＣＲ検査とワクチンの有効性の話が、お互いに乖離しているということです。ＰＣＲ検査陽性者の数を問題とし、その対策としてワクチンを導入するというのが今回のワクチン接種ですが、その効果を期待できないのです。

コロナ騒動は、病原体不明にもかかわらず、PCR検査陽性者数を感染者数と言い換えて報道するマスコミにより作られてきました。

このPCR検査は、遺伝子検出に過ぎません。中国の研究グループの発表と少し似た遺伝子を検出しているだけです。この遺伝子が病原体の遺伝子であることを証明しないままに、何の遺伝子かわからないものを検出して一体何の意味があるのでしょうか。

さらには、病原体がなくてはできないはずのワクチンが登場しました。そして、病原体不明なワクチンの有効性に関するデータ――これまでのワクチンのレベルを遥かに超える95%という有効率――が、接種勧奨に利用されました。その半面、新聞やテレビでは、遺伝子ワクチンの問題点に触れる報道はほとんど行われてきませんでした。

たとえ病原体の証明がされていても、ワクチンができない感染症も多いことはご存知でしょうか。その原因は病原体変異の問題です。マラリアの例では、病原体の証明から既に100年になりますが、未だに実用的なワクチンはできていません。

新型コロナ騒動で明らかになったように、今や、病原体が不明でも検査法ができて、ワクチンができるという時代になったのです。この時代では、病原体不明の感染症に対し、多くの人が検査やワクチン接種に殺到するようになっています。

このような異常な事態に対して不思議に思わない医師や医療関係者が多数おられるのも、不思議な現象です。

予防接種でないワクチンもある

ワクチンと予防接種は、しばしば混同されます。予防接種は予防接種法で定義されています。

予防接種法2条　この法律において「予防接種」とは、疾病に対して免疫の効果を得させるため、疾病の予防に有効であることが確認されているワクチンを、人体に注射し、又は接種することをいう。

法律的に予防接種は、疾病の予防に有効性が確認されているワクチンと定義されているのです。つまり、ワクチンという名称がついているだけでは、疾病の予防効果が必ずしも実証されているとは言えません。

また、感染症の予防を目的としないワクチンのアイデアもあります。自己免疫疾患やアレルギーなど免疫が関係する疾患について、ワクチンの考え方を利用して疾患の予防を目的としたワクチンの研究もあります。動物実験の段階では、特定の発症原因を抑制する方法で、ワクチン開発が試みられています。これらは、現在のところは予防接種のレベルにまで到達していません。実際の人における発症原因については多様性があるため、原因を特定できないからです。原因が特定できないと、ワクチンとしての効果を期待できないのは明らかです。PCR検査が原因を検出している証拠はありません。PCR検査が何の遺伝子を検出しているのかも不明なままに、PCR検査陽性の結果を問題視していることが問題なのです。

また、SARS‐CoV‐2ワクチンが疾病の予防に有効であることが確認できなければ、法律上の予防接種の要件を満たせません。SARS‐CoV‐2という病原体が証明できない限り、SARS‐CoV‐2の遺伝子情報を使った遺伝子ワクチンは予防接種とは言えません。

コロナワクチンの特殊な位置づけ

コロナワクチンに関する記載は、令和2年12月に改正された予防接種法では、本文ではなく附則抄というところに記載されていました。疾病の名称については、新型コロナウイルス感染症に係る予防接種に関する特例という扱いです。

新型コロナウイルス感染症（病原体がベータコロナウイルス属のコロナウイルス（令和二年一月に、中華人民共和国から世界保健機関に対して、人に伝染する能力を有することが新たに報告されたものに限る。）であるものに限る。）

このように、新型コロナウイルス感染症の中で、カッコ書きの条件を満たす感染症が予防接種の対象となっているのです。法律で規定された新型コロナウイルス感染症と同じです。この法律上の新型コロナウイルス感染症を、これ以降は「新型コロナウイルス感染症（限る限る）」と表記することにします。一般的に新型コロナと称されている「新型コロナウイルス感染症（COVID19）」と区別するためです。

新型コロナウイルス感染症（限る限る）は、通常のA類感染症とB類感染症のリストには入っておらず、附則抄において「新型コロナウイルス感染症に係る予防接種に関する特例」というカテゴリーに入っていました。

予防接種法附則抄第七条　厚生労働大臣は、新型コロナウイルス感染症（病原体がベータコロナウイルス属のコロナウイルス（令和二年一月に、中華人民共和国から世界保健機関に対して、人に伝染する能力を有することが新たに報告されたものに限る。）であるものに限る。以下同じ。）のまん延予防上緊急の必要があると認めるときは、その対象者、その期日又は期間及び使用するワクチン（その有効性及び安全性に関する情報その他の情報に鑑み、厚生労働省令で定めるものに限る。）を指定して、都道府県知事を通じて市町村長に対し、臨時に予防接種を行うよう指示することができる。（予防接種法令和二年一二月九日法第七五号）

A類	B類
ジフテリア	インフルエンザ
百日せき	
急性灰白髄炎	政令で定めるB類疾病
麻しん	痘そう
風しん	水痘
日本脳炎	B型肝炎
破傷風	ロタウイルス感染
結核	
Hib感染症	
肺炎球菌感染症	
ヒトパピローマウイルス感染症	

図1–1

予防接種法に記載されているA類感染症とB類感染症、及び政令で指定されているB類感染症。これらの疾病の予防に有効であることが確認されているワクチンは、予防接種として法律上認められている。

「厚生労働大臣が、法律に規定された感染症のまん延予防上緊急の必要があると認められるとき」に、省令においてワクチンを指定して、臨時に予防接種を行うように指示できるという条件が付けられています。もし、法律に規定された感染症のまん延予防上緊急の必要がなかったのであれば、省令におけるワクチン指定も行われなかったのであり、臨時の予防接種も行われなかったのです。

結果として省令で指定されたのは、SARS–CoV–2ワクチンです。これは、P社やM社のデータによって、SARS–CoV–2を病原体とする新型コロナウイルス感染症（COVID19）に有効性が確認されたことになっています。

しかし、法律で規定されている新型コロナウイルス感染症（限る限る）に対しては、有効性を確認するデータは存在しないのです。

有効性のデータが存在しない

新型コロナウイルス感染症（限る限る）は、新型コロナウイルス感染症（COVID19）と異なり病原体が特定されているわけではないので、SARS-CoV-2ワクチンの新型コロナウイルス感染症（限る限る）に対する有効性のデータも存在するわけがないのです。

これに対し、信憑性はともかくとして、新型コロナウイルス感染症（COVID19）に対する有効性は存在することになっています。P社のデータでは有効率95％、M社では94・5％という驚異的な数字が示されました。

SARS-CoV-2ワクチンはCOVID19に対する有効性が認められているので、予防接種法二条において規定されている「疾病の予防に有効であることが確認されているワクチン」の条件は、かろうじてクリアしているという理屈のようです。新型コロナウイルス感染症（COVID19）の病原体SARS-CoV-2は、感染症法にも、関係する政令・省令にも記載がありません。これに対して、新型コロナウイルス感染症（限る限る）の病原体は、政令に記載されています。

このような理屈により、新型コロナウイルス感染症（限る限る）の対策のために、別の感染症である新型コロナウイルス感染症（COVID19）のワクチンを予防接種として使用するという、奇妙なことが起こったのです。

新型コロナウイルス感染症（限る限る）は、新型インフルエンザ等感染症に位置づけられており、二類相当の感染症として扱うことになっていました。２０２３年5月8日より新型コロナウイルス感染症（限る限る）は、五類相当の感染症として扱うことが厚生労働省令により決定されました。もし、新型コロナウイルス感染症（限る限る）病原体がＳＡＲＳ-ＣｏＶ-２であるのなら、これを定めた感染症法施行令という政令の改正が必要でした。しかし、病原体については、何の改正も行われなかったのです。病原体の名称変更は、国会の審議を必要としない政府の閣議決定で行うことができるにもかかわらず、変更されなかったという事実に注目する必要があります。

感染症の発生から3年が経過したにもかかわらず、病原体がＳＡＲＳ-ＣｏＶ-２であると定めることができなかった事実が明らかになったのです。これはＳＡＲＳ-ＣｏＶ-２が、法律上の新型コロナウイルス感染症の病原体であることを、日本政府自身が事実上否定したものと考えることができます。

これにより、これまでのＳＡＲＳ-ＣｏＶ-２ワクチンによるまん延防止策や、ＳＡＲＳ-ＣｏＶ-２の検出を目的としたＰＣＲ検査や抗原検査の必要性について、矛盾点が明確になりました。単純に二類から五類に落とすという話ではないのです。

第2章　検査は不可能

新興感染症の病原体検査はあり得ない

新しく出現した感染症を新興感染症といいます。これまでには存在しなかった病原体によって引き起こされる、新しい感染症です。

新しい病原体であることを証明するには、少なくとも2つのステップがあります。まず、病原体を特定する必要があります。そして、その病原体が新しいものであることを確認しなければ、新興感染症であることを証明できません。

病原体であることを証明するには、病変を引き起こす能力を実証実験により明らかにする必要があります。今回のSARS-CoV-2のように、患者から病原体遺伝子を推定したというのでは、病原体の証明にはなっていません。推定した遺伝子配列が正しくない可能性が高く、この遺伝子を持ったウイルスが存在する証明にはなりません。まして、病原体であるかということに関しては、何の情報にもなっていないのです。となると、SARS-CoV-2の遺伝子

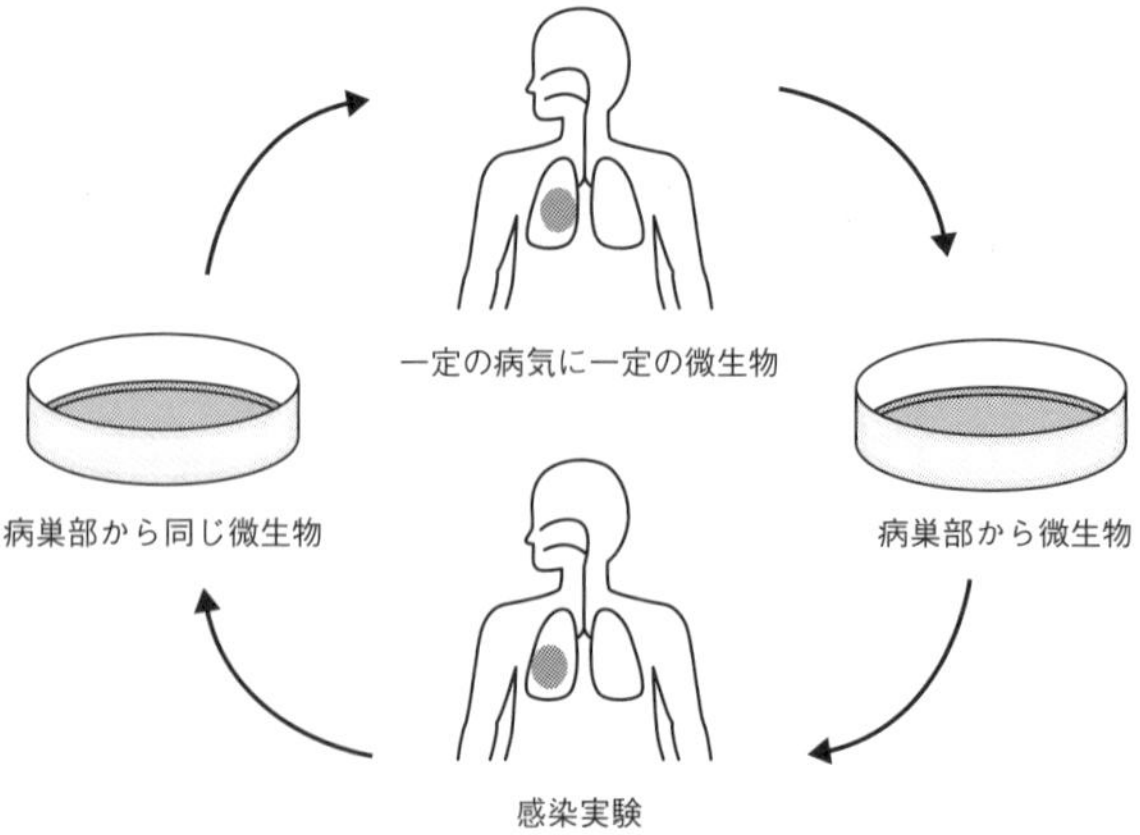

図2–1　コッホの４原則

コッホの４原則を満たすことを示すことは、科学的に病原体を証明する方法である。一つひとつのステップに時間と手間がかかるため、最低でも数年の時間を要する。

を持ったウイルスの存在すら明らかになっていないことになります。

病原体証明のための科学的な方法は、コッホの４原則を満たすことを示すことです。この過程には、少なくとも数年の時間が必要です。病原体の候補が見つかったとしても、本当に病原体であると証明できる保証はありません。新しい病原体は変異により自然に消滅してしまう可能性も高いのです。そうなると、病原体の単離ができません。

新しい感染症の病原体を証明できないことは、珍しくありません。コッホの４原則を満たすことを示せなければ、新しい病原体であることを証明できていないのと基本的に同じです。

仮に新しい感染症らしいものが出現したとしても、病原体の証明に少なくとも数年は必要です。そのため、新興感染症が出現したとしても、病原体の検査法は少なくとも数年間は存在しないはずです。病原体検査ができないことが、むしろ普通なのです。

新興感染症であるにもかかわらず病原体検査やワクチンが存在することは、偽感染症の可能性があります。

病原体不明では病原体検査ができない

病原体の存在を明らかにするのが病原体検査の目的です。実物の病原体が手元に用意されていないと、検査法を確立することはできません。その検査法によって病原体が正しく検出できているのか、チェックする方法がないからです。

ワクチンの有効性のように、検査法にも有効性が存在します。有効性が証明された検査でないと、検査をする意味がありません。１００％正しい検査法は存在しませんが、ほぼ正しい結果を出すことができる検査法でなければ、検査をする意味がありません。存在の証明ができていない病原体を検査により検出できるというのは、矛盾しています。

感染症があっても、病原体証明ができないこともあります。そのような場合に病原体検査法があるはずがありません。病原体が証明されて初めて、病原体の検査法ができるのです。

新型コロナでは、病原体の存在証明のない状態で検査法が存在するという事実から、検査法の有効性が証明されていないことがわかります。つまり、検査によって架空の病原体を作り出していることを示しているのです。

よくわからない検査

コロナ騒動の本質は、本当はよくわからないPCR検査の結果を、感染症の結果であると断定してしまったところにあるようです。

PCRで陽性となる遺伝子は、せいぜい多少似ているという程度の類似性しか判別できません。全く似ていない遺伝子でも、遺伝子が増幅して偽陽性と判定されることもあります。

変異をするRNAウイルスは、多様な遺伝子の集合体のようになっています。類似性の遺伝子の存在を予め調べておかないと、検査法の確立は不可能です。しかしながら、多様な変異体の遺伝子を調べることは事実上不可能です。変異体の多い病原体検査に、遺伝子を検出するという方法は向かないのです。

中国のグループが発表したSARS-CoV-2遺伝子（⑤）と少し似ている遺伝子が見つかったとしても、SARS-CoV-2と同じであるとは言えません。似たような遺伝子があちこちで見つかっても、ウイルスかどうかもわかりません。もちろん病原性については、何の確認もされていません。2019年以前の状態は調べていないので、このようなウイルスが日本にやってきたとする証拠もないのです。

抗原検査は、ＰＣＲ検査との相関性が良いことから、体外診断薬として厚生労働省から承認されています。日本のＰＣＲ検査において検出している遺伝子が、本当は何の遺伝子であるのかは不明ですが、抗原検査は、この遺伝子によって作られるタンパク質の一部を検出しているはずです。しかしこれに、病原体の抗原であるという証拠はありません。ＰＣＲ検査によって検出される遺伝子との関連があることがわかっている程度です。

ＳＡＲＳ－ＣｏＶ－２遺伝子断片と少し似ている遺伝子を検出しているのがＰＣＲ検査（④）であり、この遺伝子断片から作られるタンパク質と似ているタンパク質を検出しているのが抗原検査です。

そもそもＰＣＲ検査の遺伝子増幅法自体も疑問視されています（⑧）。検体採取の問題もあります。咽頭スワブにより採取できるのは粘膜上の遺伝子であり、体内の遺伝子を調べるものではなく体外の遺伝子検査に過ぎません。何の遺伝子を検出しているのかも不明です。

ＳＡＲＳ－ＣｏＶ－２の存在や、病原性に関する証拠もありません。これと少し似ている遺伝子やタンパク質を探すことに、一体何の意味があるのでしょうか。

結局のところ、どちらも意味不明のよくわからない検査です。

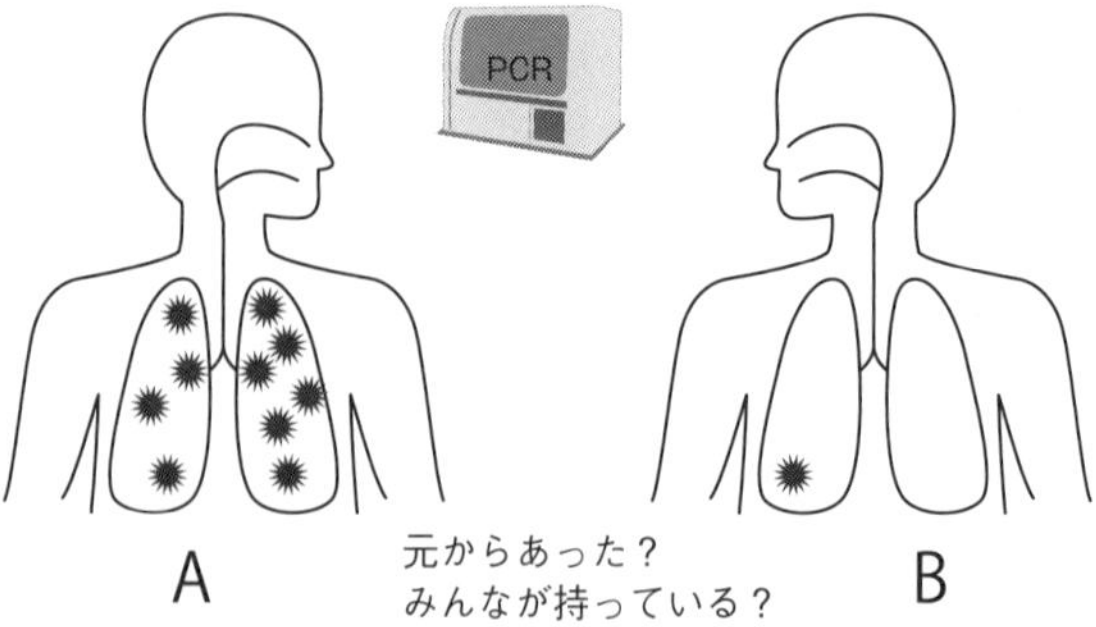

図2−2　感染の証明に使えないPCR検査

PCR 検査は、咽頭粘膜上の遺伝子を検出しているのに過ぎない。体内に存在する病原体を検出することができないので、感染性も伝染性も証明することは不可能である。

ＰＣＲ検査では感染を証明できない

そもそもＰＣＲ検査は、検査ではなく遺伝子検出です。遺伝子増幅により、遺伝子断片の一部の類似性を見ているのに過ぎません。

今回のＰＣＲ検査は、中国の研究グループが発表したＳＡＲＳ−ＣｏＶ−２という遺伝子配列と一部が類似している遺伝子を検出しています。この中国の研究発表がインチキであれば、ＰＣＲ検査には何の意味もないはずです。

中国の研究グループの発表においても、この遺伝子がウイルスの遺伝子であることが証明されたわけではありません。実証実験をして証明しない限り、病原性ウイルスであるとも言えません。発表したのは推定した遺伝子配列にすぎません。この遺伝子配列が自然界に存在するという証拠がないのですから、架空の遺伝子配列なのです。

　これまでの感染症の研究は、病原体の証明を行うことが最も重要な課題とされてきました。病原体証明ができなければ、病原体を同定するという方法により診断をすることができないためです。

　ＰＣＲ検査がなければ、今回のような騒動は起きなかったはずです。ＰＣＲ検査により診断できなければ症状によって診断するしかなく、症状による診断では新しい感染症という断定は困難だからです。

　今回の感染症騒動は、ＰＣＲ検査によって作り出された幻の病原体が原因です。この病原体によって、幻の感染症が演出されたのです。

未知の遺伝子は山のように存在する

　新型コロナのＰＣＲ検査で検出しているのは、未知の遺伝子です。病原性ウイルスであるという証拠はどこにもありません。あくまで未知の遺伝子であって、ウイルスや微生物の遺伝子であるという証拠もありません。

　これまでの研究において主に研究対象になるのは、感染症の原因となっている病原体の遺伝子でした。あるいは、虫歯の原因となっている口腔内の細菌や、腸内フローラにおいて重要な役割を果たしている細菌なども数多くの研究があります。

しかし、人が通常持っている細菌には数多くの種類があり、そのほとんどは未知の細菌です。また、細菌以外の微生物やウイルスなども数多く存在しています。また、ヒトの遺伝子についても、人によって異なる領域が大多数を占めるため、大部分が未知の領域です。

未知の遺伝子や未知の微生物、ウイルスが見つかったとしても、何ら問題ありません。同じような遺伝子、未知の微生物、ウイルスが多数の人に見つかったからと知って、何も大騒ぎをする必要はないのです。

症状のある人に同じ遺伝子が見つかったからといって、この遺伝子が症状の原因であるという証明は不可能です。病原性との因果関係の証明ができない状態において、未知なる遺伝子の検出を問題視する必要はありません。

その遺伝子が、新規に中国からやってきたとする証拠はどこにも存在しません。ずっと以前から存在していた遺伝子かどうかもわからないのです。

この程度の証拠で、3年間も大騒ぎをする必要があったのでしょうか。マスコミや行政が、本来は問題ではないことを問題であると大騒ぎしていたとしか思えないのです。

「ものさし」のない検査は意味がない

人間には常在微生物を含め、多種多様な遺伝子が存在しますが、類似性には基準が存在しません。遺伝子の類似性をどの程度まで許容するのかを誰かが決めなければ、全ての遺伝子が類似していることになります。類似性は絶対的な尺度ではなく、人為的に決定されるものです。

これまでは、類似性の限度が適切に管理されたものが、臨床検査として使用されてきました。しかし今回のPCR検査と抗原検査は、この類似性の限度の管理ができていません。本物のSARS-CoV-2が手元にないと、類似性の管理ができないからです。その結果として、自由自在に陽性が出せるようなかたちになっています。その結果として、人体に存在する何からの遺伝子と類似したものを検出する、「陽性者を出すための検査」になっているのです。

私たちが日常的に用いているものさしやはかりは、標準化されているために、インチキを防いでくれます。標準化のされていないPCR検査や抗原検査は、インチキの温床になりかねません。

PCR検査の作成時には、人工的に合成した遺伝子を使って標準化のようなことを行っていました(④)。しかし、これは本物の標準化ではありません。標準化のためのものさしがインチキなら、標準化とは言えないからです。

全ての計測値は相対値です。ものさしがインチキなら、そのものさしを使って計測した値もインチキな値になります。臨床検査に用いるためには、本物のものさしを使った標準化が不可欠です。

インチキPCR検査の原理

ＰＣＲ検査は、遺伝子の類似性を見るというのが基本的な原理です。例えば、Ａという病原体の遺伝子が証明されている場合に、患者からＢという遺伝子が検出されたとします。ＡとＢが類似している場合には、ＢはＡという病原体かもしれないという推定はできます。

ところが、このＡという遺伝子が病原体以外のものであった場合にも、同じような結果が出ます。一般の人が共通に持っている遺伝子は山のようにあります。正体がよくわからない遺伝子を共通に持っていても、何の不思議もありません。

わかりやすい例でたとえると、人とチンパンジーの遺伝子は99％の類似性があります。ＰＣＲでは95％の類似性があれば遺伝子増幅が起こります。したがって人とチンパンジーの間では、ほとんどの遺伝子がＰＣＲによって共通に遺伝子増幅が起こります。

したがって、いろいろな人から共通の遺伝子が検出されることが病原性ウイルスの証明にはなりません。似たような遺伝子がいろいろな人から見つかった、という事実しかわからないのです。その似たような遺伝子に、何の機能があるのかはわかりません。新しく出現したものであるかどうかもわかりません。以前にこの方法で遺伝子検出を行ったことがないからです。

例えば先の場合、Aの遺伝子の中に、ヒトの遺伝子やヒトが通常持っている細菌の遺伝子などが紛れ込んでいる場合には、いろいろな人にこの遺伝子が見つかります。ヒトの遺伝子やヒトが通常持っている細菌などには、数多くの未知の遺伝子があります。そうだとすると、患者から採取したBとAの遺伝子が類似していたとしても、Bの遺伝子が病原体の遺伝子であるとは言えません。Aの遺伝子に、もともとヒトが持っているような遺伝子が紛れ込んでいる場合には、Aの遺伝子との類似性を調べることに何の意味もないということになります。

コロナ騒動になぞらえてみると、Aの遺伝子構造を発表したのは、ある中国の研究グループでした。この研究グループのミスにより、ヒトが通常持っている細菌などの遺伝子が紛れ込んでも、何の不思議もありません。あるいは意図的に、ヒトが通常持っている常在微生物などの遺伝子構造をこっそりとAの遺伝子に紛れ込ませることも、技術的に全く難しくはありません。

もともと遺伝子構造は4種の塩基の並びであって、コンピュータ上でいくらでも書き換えができます。パソコンで文章のコピペをするよりも簡単に、色々な遺伝子を繋いでいくことができるのです。遺伝子情報バンクの登録は誰でも可能です。登録に際して審査はありません。ツイッターに投稿するのと同じような感覚です。

このように、原理的にはインチキPCR検査のシステムを作ることは非常に簡単です。しかし、実際にインチキPCRで感染症騒動が発生する仕組みには、全世界に及ぶほどの権威が不可欠です。通常であれば、このようなインチキはすぐにバレてしまうので何の利益もありませんが、今回は全世界が見事に騙されてしまったようです。

ＰＣＲ検査が作り出す利権構造

近代医療において、検査は欠かせないものになっています。確かに検査によって、病状を客観的に評価できる面はあります。しかしながら、検査によって病人が作られているという別の側面もあります。

これは、病気は症状で診断するよりも、検査で診断するという場面が多くなったためです。検査値の評価により病人が定義されることが一般化したため、検査が病人を作り出すという表現も間違いではないのです。検査の基準値を変えることにより病人が大量発生する構図が、医療利権の温床になっていると指摘されることも多くなってきています。

しかしながら、検査によって感染症という病気が作られる現象について、同列に考えて良いわけではありません。病原体証明がないのに検査法が作られて、病人が大量に発生し、その対策費として巨額の予算が使われているのは異常です。

発生届を出す医師には、ＰＣＲ検査陽性が新型コロナウイルス感染を示すという思い込みがあります。ＰＣＲ検査陽性＝新型コロナという心理バイアスです。

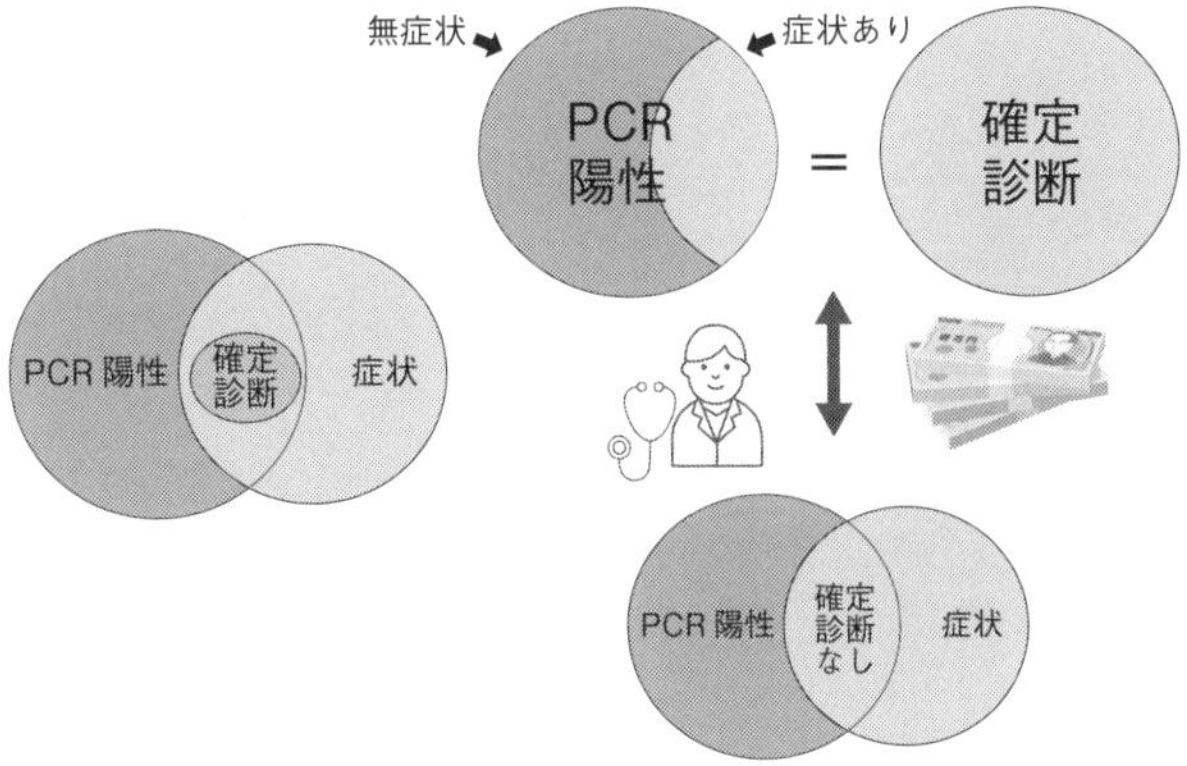

図2-3　新型コロナの発生数と利権構造

PCR 陽性を確定診断に使うかどうかは、その社会環境に依存する。新型コロナを出すように仕向けられた環境では、PCR 陽性がすべて確定診断に使われる。この仕組みのための心理バイアスや利権構造が利用される。

さらに、新型コロナの発生届数に応じて巨額のお金が動く仕組みが作られています。診断を行って発生届を出す医師や医療機関に、件数に応じて利益を供与する利権構造が存在します。検査の精度をチェックする仕組みが存在しないので、無法地帯のような状態です。

何もないところから検査によって感染症の患者が発生し、巨額のお金が利権構造を作り上げるという現象は、詐欺のようなものです。マスコミが国民の不安をあおり続けたことにより、巨額のお金の使い道に対する疑問の声はほとんど出てきませんでした。お金から感染症騒動が作られる時代になったようです。

新型コロナという新しい感染症がまん延している印象を作ったのはマスコミですが、報道の元データは、各都道府県知事から出された感染症発生届の内容報告です。

騒動当初のクラスター発生情報や、国会での野党議員のＰＣＲ検査に関する質問などがマスコミを通じて連日伝えられ、無症状者に対するＰＣＲ検査を行う風潮を作り出しました。ＰＣＲ検査陽性者数を受けた知事の会見や、学校休校要請などの大掛かりな演出も、新たな感染症のまん延をイメージさせることに繋がりました。

そして、77兆円という莫大な予算によって感染症対策という名目が作られ、その結果として、行政だけでなくスーパーやデパート、公共交通機関など、街中に感染症まん延のイメージ舞台が完成しました。

感染症対策と称して莫大な予算がばらまかれた結果として、いびつな利権構造が新たに形成されました。この利権構造に迎合する形で、行政が主導するＰＣＲ検査により、幻の感染症まん延社会が作り出されたのです。

このような巨額のお金によって作られた利権構造が、問題の解決を難しくしています。いったん手に入れた利権を手放したくないという動機と、感染症対策の正当性とを判別することが難しいのです。

今回の感染症騒動は、いったん走り出したら止めることが困難な行政の仕組みと、巨大な利権構造が組み合わされています。巨額のお金を投入することは、解決の難しい問題を作り出すということが明白になりました。

このような仕組みに気づかないと、こういった感染症騒動は繰り返し続いてしまいます。

第3章　明らかになったワクチンの基本的問題

不自然な感染症対策

実態のない感染症が検査によって作られ、大量の「感染者」の出現により、人々の間に幻の病原体に対する恐怖心がまん延しました。恐怖心の演出には、マスコミの繰り返しの報道が加担しました。確実にまん延したのは、恐ろしいウイルスではなく、クラスター発生がマスコミに報道されて世間からの批判を恐れるというかたちの恐怖心でした。

そして、この恐怖心から逃れる方策として、謎の遺伝子注射が登場しました。緊急事態ということで、謎の遺伝子注射に対する疑問の声は封じ込められてしまいました。この遺伝子注射を推進したのもマスコミです。政府要人や専門家とマスコミは、遺伝子注射が恐怖から逃れるための切り札であると人々に信じ込ませる役割を果たしました。

人々に対して次々と不安心を抱かせて、その解決策としてマスク着用や謎の遺伝子注射が勧められましたが、その中心となったのは、新型コロナウイルスという目に見えない悪魔の演出です。病気は怨霊によるものであるという信仰は、平安時代からありました。もともと、アニミズム的な信仰心が強い日本人にとって、恐ろしいウイルスというイメージは、大きなインパクトを与えたようです。

マスコミは連日、ＰＣＲ検査陽性者を感染者として報道し、これが感染状況の指標として認識されました。

ところが、ＰＣＲ検査が何の遺伝子を検出しているのかについては、ほとんど検討されたこともなく、これに関する報道もありませんでした。感染者数の報告をしている各都道府県も、この点に関しては何も発表していません。ほとんどの科学論文においても、ＰＣＲ検査陽性者を、新型コロナウイルス（ＳＡＲＳ－ＣｏＶ－２）感染者として扱っています。

本来ならば、感染症まん延の証拠にされているＰＣＲ検査の信憑性に関する議論が噴出すべきところです。ＰＣＲ検査の問題点は、ＰＣＲの発明者である米国のキャリー・マリスが指摘していました。「病原体検査にＰＣＲを使ってはならない」という趣旨の発言をしていたことは有名な話です。もし彼が生きていたらこの発言を世界中に発信していたはずですが、大変残念なことに、新型コロナ騒動が始まる直前に謎の死を遂げています。

このような状況から、ＰＣＲ検査はあくまで感染症まん延の口実であって、ワクチン接種の方が主な目的である可能性が高いと考えられるのです。

危険性も明らかでない遺伝子ワクチン接種を推進することは不自然です。通常の感染症対策とはかけ離れていたことがわかります。

感染を防ぐ効果を示すことは困難

ワクチンの効果について最も一般的に期待されているのは、感染を防ぐ効果です。しかし、これを証明するのは簡単なことではありません。特に、人から人への伝染性のある病原体の証明は困難です。感染性の証明も、伝染性の証明も難しいからです。

感染性の証明のためには、体内に存在する病原体の証明をする必要があります。しかし、体内から病原体を含む検体を確実に取り出す方法が存在しません。血液や皮膚などに病原体が局在している場合を除き、組織から病原体を含む検体を取り出すことは不可能です。

感染の証明ができないと伝染性の証明ができません。したがって、人から人への伝染性の証明は、ほぼ不可能です。

感染を示すためには体内から病原体を検出できる方法が必要ですが、体内から病原体を検出する適切な方法がない場合がほとんどです。

抗体を検出することにより、病原体の存在を推定する方法はあります。しかし、抗体の存在と病原体の存在は、完全には一致しません。抗体が存在することが病原体の証明ではないのです。病原体の証明に抗体を使う場合には、病原体と抗体の関係を丹念に調べる必要があります。

抗体から感染を防ぐ効果を証明することはできません。

結局のところ、体内の病原体を確実に検出する方法は存在しないのです。したがって、疫学的方法により感染を防ぐ効力を証明することは、事実上不可能です。

ワクチンは人工的な二度なし免疫

感染症の中には、同じ病気に二度と罹らないとされているものがあります。その代表例は、天然痘、麻疹、風疹などです。これらの感染症は、感染してから回復する過程において、二度と同じ感染症に罹患しないような免疫力を身につけると考えられています。

同じ病気に二度罹らないものがある一方で、同じ病気に何度でも罹るものもあります。典型的な例として、通常の風邪やインフルエンザなどがあります。

同じ病気に二度罹らないとされている感染症と、同じ病気に何度でも罹る感染症の違いは、一体何でしょうか。

一般的な考え方では、同じ病気に何度でも罹る感染症においては、その病原体が変異を起こしやすいとされています。変異を起こしやすい病原体は、常に変異を繰り返して多様化します。多様に変異した病原体の一部が、伝染して増殖します。その過程でまた変異を繰り返します。

また風邪のように、症状が似ているだけで、異なった病原体による感染症の場合もあります。

症状が類似しているから同じような病気に見えるだけであり、実際の病原体は多種多様であるということです。風邪というのは総称であって、分類すると多数の感染症に分けることができます。しかし、あまり細かい分類をしても通常の医療においては実質的に意味がないので、総称を使っているのです。インフルエンザも同様です。

ワクチンの基本的な考え方は、同じ病気に二度と罹らない感染症の回復過程において形成される免疫力を、人工的な方法で作るということです。いわば、人工的な二度なし免疫の誘導です。人工的に感染の疑似状態を作り出すことによって、病原体を排除しようとする免疫力を引き上げるのです。この免疫力は免疫学的な記憶として残り、本当の病原体が侵入してきた時に、自然に備わった免疫力を増強するための仕組みとして働くという考えです。

免疫学的記憶は、病原体を排除することに成功した証としてリンパ球の仕組みの中に作られます。再び同じ病原体が入ってきた時に、このリンパ球の記憶が呼び起こされて、自然免疫よりも強い免疫力が発揮されるために、病原体の排除が速やかに起こるという原理です。

自然免疫と獲得免疫

自然免疫は生まれつき持っている免疫力です。これに対して獲得免疫は、感染症から回復することによって得られる免疫です。天然痘のような二度なし免疫や、知らない間に病原体に感染して知らない間に回復したときに得られる免疫力も、獲得免疫です。

免疫の仕組みは、病原体の種類に関わらず働く自然免疫と、病原体学的記憶が関係する獲得免疫の2つの仕組みが組み合わされています。成長の過程で得られる獲得免疫は、実際の感染症のまん延状況、時代や地域によっても変わります。

自然免疫は獲得免疫の土台であり、健康全体の司令塔のような役割を担います。ストレスなどによって体に異常な負担がかかると自然免疫が低下しますが、そうなると獲得免疫も機能を果たすことができません。

ワクチンは人工的な病原体刺激であり、獲得免疫を人工的に引き上げようとするものです。ただし、ワクチンによる刺激は、自然の病原体による刺激と比べて異質なものです。感染を防ぐための免疫力を獲得できるとは限りません。すでに自然の状態で獲得免疫を得ているような場合には、ワクチンのような方法での刺激は感染防御の役に立ちません。

自然の状態で獲得している免疫力では感染を防ぐには少し不足しているので、ワクチンによる刺激を追加すれば感染を防ぐレベルを達成できるというのが、ワクチンの基本的な理論です。

この考え方には少なくとも3つの前提条件があります。

①新たな病原体のまん延により、感染の機会がある。
②自然に獲得した免疫力では、病原体の感染を防ぐには不足している。

③ワクチンにより、病原体の感染を防ぐのに必要な免疫力を追加できる。

新たな病原体が証明できなければ、新たな感染の機会があるかも不明です。これまでに獲得した免疫との関係を知るすべもありません。ワクチンによる獲得免疫の追加の必要性も説明できません。

何より、人工的な方法で本当に感染症から自然に回復する過程で形成される免疫力を再現できるのか、という問題があります。実際、このことは極めて困難であり、ワクチンという人工的な方法で二度なし免疫力を上回るようなレベルにまで免疫力をつけるのは、根本的に無理なのです。

これらを踏まえると、ワクチンが成立するのは、二度なし免疫があるとされている感染症にほぼ限られます。

何度でも罹る感染症は病原体が多種多様です。変異体の種類は予測が不可能で、人工的な抗体で病原体の変異に対抗するには限界があります。つまり、ワクチン開発の難易度も上がります。二度なし免疫が成立しない感染症においては、ワクチンによる対策は不向きです。

また、もともと体内に存在していた病原体が、宿主の免疫力が低下した結果として病原性を発揮して症状を出すことがあります。これらの場合も、基本的にワクチンの対象外です。

一般的な感染では、宿主の免疫系で病原体の情報を察知し、病原体が増える前に免疫がコピべで量産されて生体防御の体制が整い、病原体を排出することに成功します。

少量の病原体の侵入は、言わば天然のワクチンのようなものです。天然の病原体なので、本当の敵の姿を知ることができます。これに対応するための免疫システムを、本物を鋳型として作り上げるので、間違いがありません。

また、このような形で病原体の情報を知ることにより、その地域で実際にまん延している病原体の情報が鋳型として使われます。常に最新であると共に、その地域においてまん延している病原体というような地域特性も生かされるわけです。

このような地域特性は、人間が徒歩で移動していた時代には問題なかったのですが、現代のように飛行機や新幹線などで一足飛びに地域間の移動ができるようになると、少し事情が違ってきました。したがって現代では、地域特性という病原体の変異には対応ができないのです。

免疫学的な記憶は、自然感染によって作られるのが基本です。自然の状態から切り離すことが、新たな問題を作り出しかねません。ワクチンによって無理矢理に抗体を作ったとしても、免疫系のバランスが壊れてしまったら、生体防御どころではなくなってしまいます。

免疫系はバランスの世界です。自然な状態にバランスを保つことにより、自然免疫の力を最大限に発揮することができるのです。

天然痘に始まったワクチン

これまでのワクチンでの成功例として最も広く認識されているのは天然痘です。天然痘のワクチンは皮内に弱毒型の病原体を接種するという方法をとっています。実際の病原体侵入部位と類似した方法でワクチン接種を行います。これは、病原体侵入における免疫機構を効率的に再現するための工夫です。

そもそも、二度なし免疫がほぼ完璧に成立するのが天然痘とされています。その感染モデルをできる限り忠実に再現したワクチンにより、天然痘が撲滅されたと考えられています。

もともとワクチンの役割は擬似感染なので、免疫応答をいかにして本物の感染に近づけるかという工夫が、有効なワクチン開発に欠かせないという好例ではないかと思われます。

もちろん、天然痘の撲滅には、他の要因が関係することも否定できません。生活環境が良くなれば感染症が激減することは、他の感染症でも一般的に見られます。

ワクチンの要因に限定して考えると、天然痘の場合は、皮膚の観察により病原体の存在を推察できるという利点があります。これによって客観的な効果判定が可能になります。ワクチンのデザインが天然の感染系と限りなく近いことが、天然痘ワクチンの成功の秘訣のようです。

天然痘の場合は、自然の法則に忠実に従って、偶然にもワクチンが開発できたということであり、他の感染症とは大きく異なる事情があります。天然痘は、むしろ例外的な存在です。

粘膜免疫を誘導できるのか

気道感染症における感染を防ぐ仕組みは、気道粘膜の物理的なバリアの存在です。粘液によって覆われた粘膜という組織が、病原体の侵入を防いでいるのです。

粘膜に特有の免疫機構が働いて、侵入しようとする病原体を物理的に排出するという仕組みが気道感染症の免疫の特色であるのに対して、筋肉内に注射をするという方法では、抗体を産生する程度のことしかできません。一部の細胞性免疫も誘導しますが、これらの人工的に誘導した免疫が防御免疫に働くという保証は、どこにもありません。

粘膜の免疫系を高めるには、少しずつ粘膜を刺激するという方法が最も効率的です。これによって、粘液を分泌する細胞が、粘膜を覆う粘液の量を増やすために活性化します。粘液を分泌するための細胞の数を増やすことも行われます。

粘液免疫を高める仕組みに、抗体は基本的に関係しません。粘液の分泌に関係する免疫の仕組みは、血液中に抗体を作る仕組みとは異なっています。したがって、血液中に抗体を作り出すという仕組みを高めても、粘液の分泌が高まるわけではありません。

粘膜の免疫系の中心である粘液を分泌させる仕組みを高めるためには、粘膜から直接刺激をするのが一般的です。粘膜系を刺激するために、噴霧や飲む・食べるというワクチンの開発もこころみられています。

しかしながら、効果が持続しないという問題があります。また、粘膜刺激を繰り返して行う必要があるために、実用化には至っていません。

むしろ自然の状態に放置したほうが、粘膜系の免疫が必要に応じて刺激されるために、自然の生体防御の仕組みを活用できるのです。気道感染症に関しては、ワクチン開発に基本的な問題があるために、粘膜における自然免疫系の仕組みを利用する方が得策ではないかという考えには、もっと注目するべきです（⑥）。

粘膜免疫などの自然免疫を高めるためには、ワクチン接種以外の方法で行うのが良いのです。例えば、自然の状態における病原体の刺激を利用して、粘膜を少しずつ刺激することが考えられます。気道感染症に対する免疫力を高めるためには、マスク着用でない自然の状態でいることが効果的です。

自然免疫を落とさないような生活を心がけることで、その環境に適応した形の粘膜免疫ができてきます。これは、環境中に存在する自然の病原体を利用しているのです。

「ワクチンは注射をするものである」は正しい？

コロナワクチンは、筋肉注射で接種されました。筋肉内に注射をするという方法では、血液中に抗体を作り出すことはできたとしても、粘液の分泌を高めるための仕組みを活性化することはできません。したがって、筋肉内注射という方法では、気道感染症の感染阻止効果のあるワクチンを開発することは、原理的にも不可能です。

筋肉内に注射をするという方法で誘導できる免疫は、自然の感染系において誘導できる免疫とは全く違います。筋肉内注射は全身系のリンパ球を刺激しますが、粘膜系のリンパ球は、全身系のリンパ球とは系統が異なります。筋肉内において免疫系を誘導しても、それによって気道上皮の粘膜免疫系を突破する場面を防ぐことは、ほとんど期待できません。

インフルエンザや風邪の病原体は、粘膜系から侵入します。この時には粘液の分泌による粘膜免疫が、生体防御機構の最前線になります。抗体は基本的に粘膜免疫に関与しません。したがって、筋肉内注射では、気道感染症の病原体侵入を防ぐ効果は期待できません。

気道感染症に対しては、筋肉内へのワクチン接種よりも、ストレス軽減や食事、住環境の改善などの方が、自然の力により粘膜免疫力を高める効果が期待できます。

重症化を防ぐ効果があるのかという点に関しては、体内に存在する病原体の検出方法が無い限り、その効果を調べることは不可能です。

ワクチン接種は皮膚バリアを破損する

人間の免疫機構は、粘膜や皮膚からの病原体侵入を防ぐことを基本としています。皮膚は、角質化した皮膚が何層にも積み重なって、物理的に病原体侵入を防ぐ構造をしており、病原体の侵入を防ぐための重要な組織です。

怪我をしたときには、病原体の侵入を防ぐために、損傷した皮膚を覆うなどの処置をするはずです。皮膚を破る行為は、可能な限り避ける必要があります。擦り傷や切り傷の場合は、出血により病原体の侵入を防ぐ仕組みが働きます。

ワクチン接種は、注射針によって人工的に皮膚バリアを破り、直接筋肉内にワクチンを注入します。生体防御の最前線である皮膚を人工的に突き破って、疑似病原体を入れるという行為です。このために、ワクチン接種に一定レベルの危険性を伴うのは必然であり、これを完全になくすことは不可能です。

筋肉内注射によるワクチン接種は、せっかくの病原体侵入を防ぐ皮膚バリアを突き破って、危険性のある物質を体内に入れる行為です。

経口的な接種であれば、腸の粘膜系を通過するという過程があるので、今回のワクチン成分のように代謝困難な物質が入り込むことはありません。腸の粘膜が、有害な物質をできるだけ体内に入れないような働きをしているのです。

ｍＲＮＡワクチンは小さな脂質の粒子からできています。皮膚バリアを破って脂質粒子を入れるという行為は、これまでの医療行為では経験のないことです。しかも、この脂質粒子は、細胞障害を起こす活性を持っています。このように水に溶けないものを皮膚バリアを突き破って入れたら、取り出す手段がありません。

これまで経験のないことに関して、どのような結果をもたらすのかを、現時点において予測することは不可能です。未知なる危険性を持った行為をいきなり大規模に実施することは、極めて異常であると言わざるを得ません。

人工的な免疫力は無力

ワクチンの基本的な考えは、二度なし免疫を人工的な疑似病原体で高めようとすることであるのは、前述の通りです。

もっとも、二度なし免疫がうまくいくのは、自然の感染系です。地球の歴史の中で、病原体などの微生物と人間がお互いに関係を持ちながら進化してきた結果として、現在の人間の免疫系ができ上がってきました。自然の感染系がいちばん、お互いの関係性という意味で完成されたものというわけです。

病原体と宿主との関係は、免疫系を介して複雑な相互作用が起こり、多様な反応系が作られています。進化の歴史において、自然の感染防御の仕組みは、非常に微妙な変遷の過程を経て変化を繰り返してきました。その結果として、多様な病原体に対応できる自然免疫の仕組みが作られたのです。自然の二度なし免疫は、感染を防ぐための最高レベルの免疫系が構築された状態です。

自然の営みの知恵に比べると、人間の作り出したものは所詮真似事の入門レベルでしかありません。人工的なワクチンでは、長年の蓄積である自然免疫という複雑な免疫系を再現することはできず、実用的な目的には向いていません。ワクチンは所詮人工の産物であり、少しずつ刺激を続けることや、微妙な変化を再現することは不得手です。そのために、人工的なワクチンが、自然の二度なし免疫のレベルを超えることはないのです。

ワクチンの効用について、隔絶された地域に病原体が持ち込まれて大流行が起こった、という事例が取り上げられることがあります。人の交流がほとんどなかったような時代には、病原体分布の地域差が今よりも大きかったと考えられます。しかしこのような事例は、ワクチンが有効であるという証明ではありません。ワクチンの効用を説明する場合には、ワクチンの効果を直接証明する証拠を提示しないと意味がないのです。

ワクチンの機能が変身した

人工的なワクチンで最も本物に近いのは、生ワクチンです。これは、本物の病原体を弱毒化させたようなものを成分としています。いわば、人工的に弱い感染を起こさせるのです。場合によっては、本物の感染と似たような症状を出すこともあるために、安全性に対する課題があります。健康な人に実施するワクチン接種において、本物と似たような感染が発生するようであれば、大きな社会問題になってしまいます。弱毒化されているとは言っても、病原体を人工的に接種するわけですから、一定レベルの危険性は必ず存在します。

このような問題を回避するために、ワクチンの原料として、病原体の死体を使うようになりました。さらに、病原体の死体の一部の成分だけを使うことや、この一部の成分を遺伝子工学的な手法で作ることも行われています。

ワクチン製法の進歩によって、ワクチン接種により本物と似たような感染が起こる危険性は無くなったのですが、別の問題が起こるようになりました。それは、ワクチン接種によって誘導されるべきである本物の免疫力から、ズレが生じてきたことです。

本物の感染症からの回復時に誘導される免疫は、やはり非常に複雑な仕組みによって作られます。そのために、ワクチンの成分が少なくなるにつれて、感染を防ぐための本物の免疫力とは質が変わってしまうことが避けられません。免疫の多様性が失われた半面、一つの要素だけをクローズアップするようになったのです。

このような方法でワクチンの有効成分を絞ってしまうと、免疫応答の質が、次第に本物の免疫応答から遠ざかってしまいます。感染防御のためには全体を再現する必要があるはずですが、ワクチン接種ではごく一部の免疫系を動かすだけです。

免疫応答の質が本物と異なったものになっていくわけですから、有効性の低下も避けられません。本物から「おもちゃ」のようになってしまいます。

ワクチンの有効成分を絞ると、免疫応答の質も量も低下します。この対策としてアジュバントという成分を加えるのですが、免疫応答の質が向上することはなく、免疫の強さだけが向上するという感じになります。

アジュバントにより免疫の強さを引き上げることは、一見すると良いことのように見えますが、本来の感染防御に必要な免疫力以外の免疫応答も引き上げるということが起こります。免疫の仕組みのバランスが壊れるのです。

その結果として、予期しないことが起こる可能性が高まります。本来は、感染防御に必要な免疫力を引き上げることが目的だったはずですが、本来の目的以外の免疫力を高めてしまうことにより、有害な事象を引き起こしてしまうのです。

機能を絞り込んだ典型が、今回の遺伝子ワクチンです。組み換え遺伝子を直接注射するという前代未聞の方法であり、一体何の機能を高めたものかも不明な状態です。
遺伝子ワクチンは、自然の免疫力を活かすという考えからは、完全に逸脱しています。

ワクチンは病原体の変異を乗り越えられない

病原体のほとんどは、遺伝子の多様性を持っています。変異体を形成することによって、宿主の免疫から逃れる仕組みを持っているのです。変異体の数は、理論的には天文学的な数になります。これらの数多くの変異体が混在したような状態で存在しています。

ワクチンが成立するのは、病原体の遺伝子の多様性が存在しない場合に限られますが、新規に出現するような感染症は、基本的に遺伝子変異を起こすようなものです。遺伝子変異によって、多様な遺伝子型の集合体になってしまいます。

このような変異体が出現する病原体は、病原体の特定が非常に困難です。病原体証明の過程において病原体が変異を起こすことから、病原体の証明がうまくいかないのです。変異が多い病原体では検査漏れが生じる可能性が高くなるので、遺伝子検査法は不向きです。

本来なら、病原体の特定ができない状態ではワクチンの作成も不可能です。当然ながらワクチンの有効性確認もできません。RNAウイルスには、病原体の変異と多様性の壁があります。多様性のある病原体に対するワクチンは、感染症対策には不向きなのです。変異をする病原体にはワクチンではなく、自然免疫力を落とさないような個人の対策が最適です。社会が一丸となったような過剰な対策は、かえって問題を長引かせます。予算を使えば使うほど、解決が難しくなるという危険な側面があるのです。

消費者による評価は存在しない

今回の遺伝子ワクチンは人類史上初めて実用化されたものですが、果たしてこれは「進化」なのでしょうか。そもそも、進化とは何かということを定義しないと、ワクチンの進化は結果として何をもたらすのかが予測できません。

道具の進化というのは、機能的に優れたものになるとか、使いやすくなるというような、消費者にとって利益になるという考え方が一般的です。道具の進化については、消費者が自分の目で見て、その利益が体感できます。

ところがワクチンに関しては、最終的な受益者であるはずの一般市民が、その機能について直接評価を下すことが難しいという問題があります。

もし、ワクチン接種後に、非常に強い有害事象が発生するようなことがあれば、そのワクチンに対して負の評価をすることになります。しかし、極端な場合は別にして、一般的にはワクチン接種との因果関係の証明は難しく、クレームをつけることは容易ではありません。自己免疾疾患などの有害事象が発現するまでには相当な時間が経過しており、ワクチン接種との因果関係を証明することは事実上不可能です。

また、その有害事象の発生頻度が数万人に一人以下の程度であれば、その問題が社会問題として取り上げられる可能性も低くなります。

ワクチンの内容を熱心に調べる消費者は、このワクチンを選択しないかもしれません。しかし、その情報が一般の人にまで広まることが期待できないのは明らかです。医療行為という専門性が、情報の壁を作っているのです。

そのために多くの国民は、テレビに出てくる専門家の評価に従うしかないという状況が作られています。

評価システムの問題

ワクチンの有効性評価が難しいことは前述のとおりです。有効性に関するデータは、基本的に主観的なデータの寄せ集めです。

病原体の同定は、症状に頼らざるを得ないために、その信頼度にも限界があります。その結果として、有効性判定のデータ自体の信頼性は、極めて低いものになってしまうことが避けられません。有効性のはっきりしないワクチンを漠然と続けているのが現状です。

行政が関係する健康関連事業の中で、ワクチン接種は大きなウエイトを占めています。行政のサービスとして継続が必要であるという判断は、客観的な有効性の観点から行われる必要があります。抗体を作るというような現象だけを取り上げて有効性を語ることは、医学的にも意味がありません。

効果があるのではなく、効果がないという評価ができないために、事業の継続が正当化されてしまうのです。効果が証明できないのであれば、本当に必要なものであるのかについての再評価が必要です。

これまでのワクチンについても、再評価の仕組みがないために、本当の効果がわからないままに「念のために」という観点から継続することが当たり前になっています。何からの評価方法を予め決めておかないと、必要のないワクチン接種をいつまでも続けることになってしまうのです。

まずは、病原体の存在証明が困難であり、そのためにワクチンの有効性判定も困難であるという事実を理解しないと、感染症対策が不必要であるという状態を理解することが困難になります。

ワクチン接種には、感染症対策という名目の裏に色々な利権構造が出来上がっています。再評価の仕組みが存在しないために、巨大な利権構造が半永久的に続くことになってしまうのです。ワクチンの対象となっている病原体がまん延している状態でなければ、ワクチンの有効性に関する再評価は理論的に不可能です。そのため、一応の終息を迎えたとされる感染症に対するワクチンの再評価は不可能です。

自然免疫に注目せよ

ワクチンという人工的な手段で誘導できる免疫力は、自然免疫に比較すると僅かなものです。自然免疫力は個人によって異なります。また、様々な環境要因によって、既に誘導されている目的の病原体に対する免疫力は異なります。

通常は、すでに感染症がまん延している状態において、この拡大を阻止する目的で予防接種が開発され、その有効性の検証が行われます。このような地域においては、感染症に感染して発症している人と、感染症に感染しているにもかかわらず発症していない人、感染症に感染したにもかかわらず、発症する前に自然免疫力によって病原体を排除してしまった人、元から自然免疫力が強く、病原体を自らの自然免疫力だけで排除してしまった人などが混在しています。

自然免疫力には個人差があり、感染症のまん延がすべての人を生存の危機にさらすことのないように、自然の仕組みはできています。感染症がまん延している地域においても、この個人差によって、感染症のまん延は平衡状態に達します。

自然免疫の力は、ワクチンのような人工的な免疫力に比べると、量的にも質的にも圧倒的に勝っています。本来の自然免疫力の強い人や、知らない間に既に免疫力を身に付けている人が多いことを考えると、感染症対策として予防接種が有効であるとは、必ずしも言えません。

ワクチンの開発には時間がかかります。有効性の評価も良い方法がありません。効果があるのかどうかもわからないワクチン接種を広範囲に推進する理由は、存在しないのです。

第４章　ワクチンの有効性は証明できるのか

ワクチンの有効性とは

ワクチンの効果については、大きく分けて感染阻止力、発症阻止力、そして伝染阻止力の3つがあります。

感染阻止力の評価は前述のように大変難しいので、ワクチンの有効性に関しては、症状から診断するのが一般的です。しかし、実際には発症は感染の指標に過ぎないので病原体の同定が必要ですが、それができるのかという本質的な問題を抱えています。したがって、感染阻止力の証明が難しいのと同様、発症阻止力の証明も難しいのです。

伝染阻止力の証明にも病原体の同定が不可欠です。また、体内からの病原体検出が必要です。蚊のような小さな媒介動物を介する感染症においては、媒介動物の病原体を証明するための全頭検査が可能です。このような場合には、伝染阻止力を評価することができます。

しかし、人から人への伝染性については、病原体同定の方法がないために、伝染性を証明できません。したがって、伝染阻止力の評価方法が存在しません。

つまり、病原体の証明がなければ病原体の同定ができず、病原体の同定ができなければ、ワクチンの有効性である感染阻止力、発症阻止力、そして伝染阻止力すべてが証明できないのです。

コロナ騒動では、ＰＣＲ検査により無症状感染者を診断できるという誤解が広まったために、無症状感染者という確定診断が多発しています。もし、ＰＣＲ検査により感染者が調べられるというのであれば、ワクチンの有効性判定にＰＣＲ検査を用いれば良いのです。ＰＣＲ検査により有効性判定ができるのであれば、客観的な有効性評価のデータとして利用できるはずです。しかも、臨床診断という手間も不要です。

しかし実際には、ＰＣＲ検査で病原体を検出することも、ワクチンの有効性を算出することも不可能です。

ワクチンの本当の問題とは

ワクチンの本当の問題は、副反応の問題よりも、本当に感染症のまん延防止に有効性があるのかという点にあります。

有効性のはっきりしないワクチンであれば、本当は必要ないはずです。なんとなく安心できるからワクチンが必要というのは、科学的ではありません。なぜなら、ワクチンには一定レベルの副反応が存在するからです。有効性がはっきりしない状態で副反応の危険を無視することは、新たな問題を作り出すことになってしまいます。副反応の危険性を上回る有効性が証明されて初めて、ワクチンの存在意義があると言えるのです。

そのためには有効性に関する客観的なデータが必要ですが、述べてきたように、これを出すことは非常に困難です。

事実として、ワクチンの有効性に関する根拠は、主観的な判断を元にしたものになっています。一見すると科学的なデータのように見えますが、実質的には主観的なデータなので、判別が難しいのです。特に日本の国内においては、ワクチンの有効性に関する評価が行われたことがほとんどなく、その評価法に関する問題点も一般的にはあまり知られていません。外国で評価された有効性のデータを参照していましたが、日本においてそのまま当てはまるのかも不明でした。

まん延防止対策としてのワクチンは、感染症の病原体の伝染経路遮断に役立つものです。どの程度役立つかを評価するには、病原体の証明が不可欠です。しかし、新型コロナは病原体の証明がない状態のままなので、伝染経路の解明も、伝染性の証明もできるはずがありません。

ワクチン信仰を支えてきたのは、感染症まん延防止の役割があるために公益性の観点から有効性があるという信念のようなものでしたが、これを科学的に裏付けることはできないのです。

有効性のデータはどのように出されたのか

F社がコロナワクチンを発表した当初、その有効性は95%と謳われていました。テレビの報道でも、この数値を取り上げてワクチン接種の有用性を訴える場面がしばしば登場しました。市町村の接種勧奨においても、この数値がワクチン接種の正当性を示すために使われました。

しかし、この数値は、どのように算出されたのでしょうか。

この数値の元になっているデータは、治験に参加した医師の診断結果です。診断においては、病原体が同定される必要があります。何の病原体による症状であるのかを特定しないと、診断の意味がありません。

通常の診察であれば、病原体を特定することは必ずしも必要ではありません。治療行為において、病原体同定の必要がない場合には、病原体の種類はさほど重視する問題ではないのです。

その一方で、ワクチンの有効性判定の治験での診察においては、病原体の種類を同定することが重要です。これが、ワクチン承認の決め手となる治験のデータに大きく関係するからです。

そして、ワクチン承認の結果が、多数の人に影響を及ぼすものになってしまうからです。

新型コロナでは、PCR検査によって病原体が検出できるわけではありません。そのために、症状から病原体を推定する方法が採用されることになりました。しかし、その方法で目的とする病原体を同定できるのかという重要な問題は、曖昧にされたままでした。

そもそも、問題としている病原体がその地域にまん延している証拠も存在しないのであれば、治験という作業自体が無意味になってしまいます。症状による診断では、その診断結果自体に意味があるのかを検証することすら不可能です。

ワクチンの有効率95％は、医師の診断結果に基づいたものに過ぎません。最終的な有効率の数値は、その元になっているデータに科学的な意味があるのか、というレベルです。

そういった前提条件の不完全さがまったく伝えられることもなく、計算結果の数値だけを鵜呑みにして、有効性を信じて疑わない人が世間の大多数を占めたことによって、ワクチン幻想の下地が形成されました。

発症抑制のトリック

今回のワクチンの有効性に関しては、発症抑制という点に絞られています。この考え方自体はこれまでのワクチンと類似しているのですが、問題は、感染についてＰＣＲ検査により情報が得られるとしながらも、感染抑制効果についてはデータを出していない点です。ＰＣＲ検査が病原体を検出しているというのであればそのデータを出すべきなのですが、矛盾した話です。

有効性が感染抑制というのであれば客観的なデータが必要です。それに対し、発症抑制には、必ずしもその原因を特定した科学的根拠は問われません。

症状の原因を明らかにするためには因果関係の証明が必要ですが、そのようなことを臨床の現場で行うことは不可能です。病原体の同定ができたとしても、基本的に治療方針に変わりは生じません。したがって症状の原因については、曖昧なままに対症療法が行われています。これに乗じて、感染抑制を発症抑制にすり替えているのです。

問題は、ワクチンの有効性判定に関わる治験においても、病原体の同定が曖昧なままに済まされていることです。一般の臨床における習慣が定着しているために、ワクチンの治験における医師の診断における意味の違いに気づきにくいのです。

病原体の証明が最優先

ワクチンの有効性の科学的な証明のためには実証実験が必要ですが、これを行うにはいくつもの問題があります。

実証実験としてワクチンの効果を調べる一般的な方法は、感染実験です。感染実験においては、ワクチンを接種した群と偽ワクチンを接種した群を用意して、実際の病原体を感染させます。

この感染実験にはモデルが必要です。適切なモデルを用意できるかという問題、さらに倫理的な問題もあります。そのため人間を使った感染実験は現実的に非常に難しく、動物を使う実験では、ヒトと同じように感染が成立する場合に限定されます。

数多く存在する病原体の中で、ヒトと動物が全く同じように感染が成立するのはむしろ例外です。同じように感染したとしても、病原性や伝染性が異なる場合や、動物には感染が全く成立しない場合も多いのです。完全に人間のモデルになる動物は存在しません。

人間と感染性および病態が似ているというレベルでも、動物モデルがあれば良い方です。動物モデルが人間と病原性が似ていることを証明するのも、動物の種類や年齢などによって変わってくるので、実際に詳しく調べないと本当のことはわかりません。大変な時間と手間を要する作業です。したがって、新興感染症において、すぐに動物モデルが見つかって、病原体の動態が解明されることはありません。

そもそも感染実験のためには、単離された病原体を用意する必要があります。候補となるウイルスを単離して、実際に病原性を確認するのですが、その時に適切な動物モデルがないと、病原性の確認ができません。一体何年あれば動物モデルにたどり着けるかという目処を立てることも、そう簡単ではありません。

事実として、エイズの病原体とされているＨＩＶの場合、40年経過しても、病原体としての証明もできていないのです（7）。ＨＩＶの発見者であるフランスのモンタニエは、ＨＩＶ発見の功績でノーベル医学生理学賞を受賞しています。しかし、ＨＩＶが本当に病原体であるという証明までには至っていません。それにもかかわらずノーベル賞が授与されたのは、政治的な意味がありそうです。

このように、病原体の実在証明すら不可能な感染症が多いのが現実です。そのようなものを感染症と呼ぶべきかという問題が発生してきます。

病原体の証明ができない状態においては、ワクチンのデザインをすることも不可能なはずです。もちろん検査法も存在しません。したがって、ワクチンの有効性どころではないのです。ワクチンの有効性を示すためには、まずは病原体の存在証明が不可欠です。

感染阻止効果も発症予防効果も不明

病原体が証明されている場合は一般的に、疫学的な方法によりワクチンの有効性を調べることが行われます。ただし、病原体の検出ができるなどの条件があります。病原体の検出ができるのは、皮膚や血液などの検体採取が確実に行える部位に病原体が局在するような場合です。

新型コロナのような気道感染症においては、体内からの検体採取は困難です。そもそも病原体の存在証明もないので、病原体検出の方法がありません。

PCR検査によるSARS-CoV-2遺伝子の検出は、病原体の検出とは言えません。PCR検査では、SARS-CoV-2のごく一部が類似した遺伝子を検出しているのであり、SA

ＲＳ－ＣｏＶ－２の証明ではありません。ＳＡＲＳ－ＣｏＶ－２遺伝子が存在している証明もなく、ＳＡＲＳ－ＣｏＶ－２という病原体ウイルスの存在も証明されていません。しがたって、病原体の検出によるワクチンの感染阻止効果の検証は事実上不可能です。

同様に、病原体が同定できなければ、発症抑制効果の証明は不可能です。何の病原体による発症なのかという因果関係の証明ができないからです。つまり、感染阻止効果を証明できなければ、発症阻止効果も証明できないのです。

なぜこのような、まん延防止のためのワクチンという公衆衛生上の意義を説明できないものが対策の切り札とされ、巨費が投じられてきたのでしょうか。その根本は、ＰＣＲ検査の矛盾にあります。

これまで、ＰＣＲ検査で無症状の感染者を診断できるわけがないにもかかわらず、建前としては、ＰＣＲ検査で無症状感染者を診断できるとされてきました。そうすると、ワクチンの効果としてＰＣＲ陽性者を減らすことができるのかに注目が集まります。しかし、ＰＣＲ検査が病原体を検出しているわけではないので、ワクチンの効果として、ＰＣＲ検査陽性者を減らせるわけがないのです。

ＰＣＲ検査陽性者で確定診断の要件を満たす症状があったとしても、その症状は、ワクチンの副反応であるという診断もあるわけです。あるいは症状は、インフルエンザによるものという診断もあり得ます。

ワクチン承認のための治験においては、PCR検査陽性者をすべて感染者として確定診断しているわけではありません。実際に、SARS‐CoV‐2という病原体の存在証明もできていないので、この治験に使われている診断法がおかしいわけではありません。むしろ、PCR検査陽性者を感染者として確定診断する方が問題なのです。

少なくとも病原体を同定できなければ、ワクチンの有効性を証明できないことは確実です。

データ解釈はさまざま

mRNAワクチンの有効性判定方法は、ワクチンの承認書類（⑨、⑫）に記載されており、これらの情報は公開されています。

一般論として、病原体の特定ができなければ、ワクチンも作成できないはずです。しかし、遺伝子ワクチンであれば机上の設計ができるので、どのようなワクチンでも理論的には作成可能です。ただし、ワクチンの機能については何の保証もありません。

通常はワクチンの設計には、非常に神経を使います。使い道のないワクチンを作っても意味がありません。少なくとも感染症対策として意味のあるデータを出す必要があります。そのようなデータを出せないと、ワクチンとしての承認が得られないからです

治験には大変な予算がかかります。万一にもワクチンが感染症対策として有効性ありという

データを出すことができなければ、大変な損失です。

ただ、実際に有効なワクチンを作ることは容易ではありません。ワクチンにより感染を防ぐだけの十分な免疫力を作り出すことは、理論的にも難しいからです。したがって、感染症対策に有効というデータを出すためにどのような仕掛けがあったのかを検証することは、大きな意味があります。

一般的には、ワクチンに有効性があるという結論が先にあって、治験の計画が作られます。治験には大変なお金と労力を要するので、ワクチンに効果があるか／ないかを検証するために行うということはありません。効果ありという結論ありきなのです。そして実際の治験が始まります。ワクチンの本質を理解するには、このようなプロセスを考えることが必要です。

実際のデータは、隠されているわけではありません。ワクチン承認書類（⑨、⑫）も、治験のデータに関する医学論文（⑩、⑪、⑬）も公表されています。これらのデータをどのように解釈するのかという問題です。

新型コロナワクチンも、これまでの慣習にしたがって、厚生労働省がデータを解釈した結果として承認されました。これを根拠に、メーカーが算出した有効性が正しいものという扱いになっているのです。マスコミや行政がこれを利用して、大々的にワクチンの有効性の根拠にしてきました。

しかし、その解釈は一つの見方に過ぎません。ワクチン承認のプロセスすべてが科学的なものでないことを考えると、データの解釈の仕方によって全く違った見方もできるのです。

怪しい疫学的情報を検証する

今回のワクチンの有効性は症状の抑制効果とされていますが、最も典型的な症状である発熱について考えてみます。

発熱はありふれた症状なので、色々な原因が考えられます。感染症が原因かどうかもわからず、感染症に限った場合でも、一般的な風邪やインフルエンザなどが考えられます。

通常、新薬の有効性判定では二重盲検法が用いられます。医師も被験者も、薬剤投与群とプラセボ投与群の区別は知らされません。

しかし、今回のワクチンの有効性判定は、片側盲検法で行われています。医師は盲検になっていますが、被験者はワクチン接種群かプラセボ群かを知らされています。承認書類では、本文に片側盲検による治験であることを明記した上で、脚注で盲検の範囲を書いているのでわかりにくいのですが、観察者盲検とされているので、観察者である医師が盲検にされていたのです。

観察者盲検では、診断の際、被験者からの情報で医師がワクチン接種群かプラセボ群かを知ることは可能です。カンニングペーパー持ち込みの試験のようなものです。

このような状況においては、一般的な予測として、被験者に発熱という症状があっても、ワクチン接種群ではCOVID19の確定診断を避けようとする心理が働くはずです。これに対してプラセボ投与群では、同じ発熱であっても、COVID19の確定診断を行う傾向が高くなることが予測されます。ワクチン接種により、感染症による発症が抑制されているはずという思い込みもあり得ます。あるいは、より良い結果を期待するという心理状態も起こりがちです。

ワクチン承認に関わる治験における片側盲検という特例が、問題を作り出しています。ワクチン承認の治験も、一般の新薬の治験のように二重盲検にするべきです。本当にワクチンに効果があるのであれば、二重盲検でも有効性があるというデータが出せるはずだからです。

しかし、実際には二重盲検ではっきりとした有効性を示すデータを得ることは一般的に困難であり、これを実施する側にとってリスクを伴います。そのために、片側盲検という抜け道が用意されていると推察されます。

伝染と感染に相関関係はない

インフルエンザは、人から人へ伝染すると考えられている感染症の代表例です。インフルエンザウイルスは培養できるために、培養したウイルスを使ってワクチンが作られています。人から人への伝染性があるからこそワクチンが必要であると考えられているのですが、本当に伝

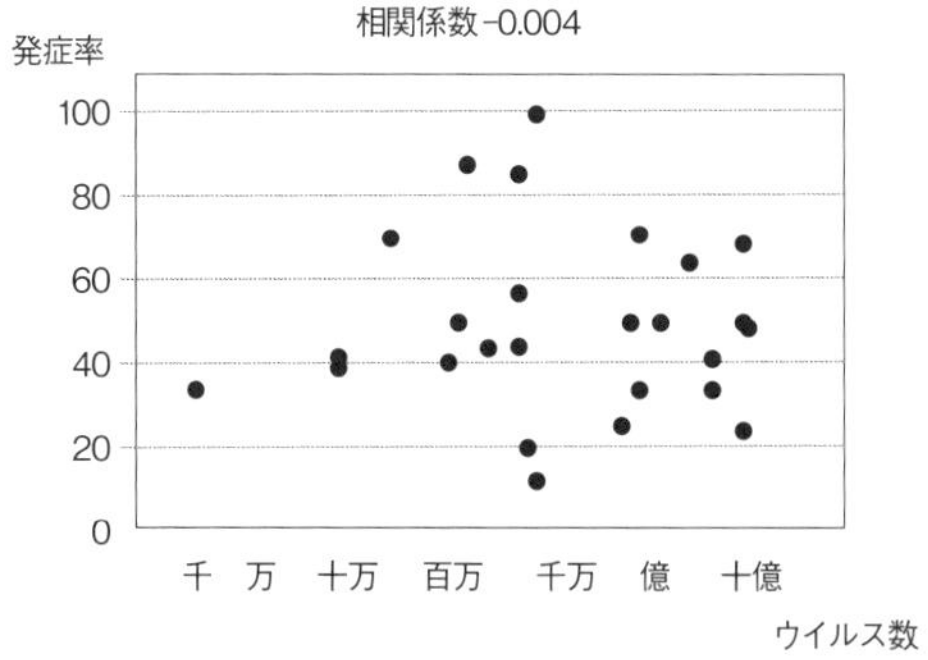

図4−1　インフルエンザの感染実験

インフルエンザの伝染性を調べるための人体実験の結果、鼻滴などの方法での感染実験では、用いるインフルエンザのウイルス数と発症率の間に相関は全く存在しない。

染性を証明した上で、ワクチンの開発が行われるということではありません。

感染症対策において、伝染性を明らかにすることは極めて重要なことです。伝染性を明らかにすることで、伝染経路の解明が行われます。その伝染経路を遮断するためには、どのような方策があるのかを検討するのです。

インフルエンザの伝染性に関しては、多くの人体実験が行われています（⑱）。培養によって得られたインフルエンザウイルスを鼻腔に滴下するような方法で、発症を引き起こす実験により、インフルエンザウイルスの伝染性を調べています。図4−1は、20あまりの研究グループの実験結果をまとめたものです。

研究グループによって、感染実験に使用するウイルス量が違います。もし、ウイルスの鼻腔への滴下によって発症するのであれば、鼻腔へ滴下するウイルス量と発症の確率には、正の相関関係が見られるはずです。しかし、実証実験の結果によれば、滴下するウイルスの量は発症するかどうかには全く影響していません。この事実は、病原体が伝染することと病原体により発症することは別の現象であることを示しています。

このように、伝染性が強いと考えられているインフルエンザでも、伝染するから発症するのではなく、発症は宿主の要因で決定されるということがわかったのです。伝染するから発症するのではなく、伝染する要因と発症する要因は別であるということです。

ただし、発症と感染、及び伝染と感染の関係については不明です。感染を調べるためには、体内の細胞での病原体を検出する必要がありますが、適切な方法がありません。

インフルエンザウイルスを1億個以上も鼻粘膜に直接滴下するようなことをしても、免疫系が正常であれば発症しません。そのために、空気中や飛沫にウイルスがどんなに沢山いたとしても、これを吸入したからといって発症するわけではないのです。また、感染実験というストレス要因が、発症につながる可能性もあります。

この実験によってわかることは、インフルエンザの発症を防ぐには、ウイルスを吸入することを防ぐ努力をするよりも、正常な免疫状態を保つことを心がける方が、実際には効果的であるということです。

実際に飛沫や空気中にどのくらいのウイルスがいるのかもわかりません。億単位のウイルスが鼻粘膜についても必ずしも発症するわけではなく、千個のウイルスでもほぼ同程度に発症することもあるからです。過度にウイルスの飛散や吸入を恐れる必要はなく、過度に心配をするストレスの方が発症要因になる可能性が高いといえます。

伝染病という概念の再考

ワクチンの基本的な考え方は、人工的に免疫力を引き上げれば、病原体の伝染を防ぐことができ、その結果として発症を防ぐことができるというものです。伝染性が発症という現象の直接的な要因になるという考えが、ワクチンのアイデアの前提条件になっています。

しかし、発症の直接的な要因が伝染性ではなく、宿主の免疫状態に依存するのであれば、ワクチンのアイデアの前提条件が成立しません。前提条件が成立しないのであれば、ワクチンが必要であるという考え方自体を見直す必要があるのです。

ワクチンの必要性に関する議論は、感染症のまん延防止に有効であることを前提条件にしています。感染症のまん延防止に関するアイデアは、発症者を減らすためには伝染性の阻止が必要という前提条件から来ています。

伝染性と発症の間に因果関係が証明されないという事実（図4−1）は、まん延防止策としてワクチンが有効であるとか、ワクチンが必要であるというような議論に、意味がないことを示唆しています。

ワクチン接種には、一定レベルの有害事象が必ず発生します。ワクチン接種によるまん延防止が期待できないのであれば、ワクチンの利益はワクチン接種者だけでなく、公衆衛生学的な意味もないことになります。

伝染病予防法の代わりに感染症法（感染症の予防及び感染症の患者に対する医療に関する法律）が施行されたのは1999年4月です。これは伝染病という概念が、実態に合わなくなったためです。ハンセン病患者への人権侵害がきっかけでした。人から人への伝染については、根底から考え直す必要があるのです。

マスクの効用も見直すべき

人から人へ伝染するというキャンペーンがマスク社会を作り出しました。この話の元をたどると、ＰＣＲ検査によるクラスター発生というマスコミ報道です。マスクが感染症まん延のシンボルとして利用され、そして遺伝子注射推進の役割を担いました。マスクは、この役割の小道具として十分に効果をあげ、今もマスク信仰は続いています。

しかし、実際の感染症対策におけるマスクの効果は、科学的に検証されたものではありません。人から人への伝染性の代表格であるインフルエンザの感染実験の結果は、感染症対策としてのマスクは不要であることを示しています。

マスク着用が必要かどうかは、人から人への伝染性が証明された感染症がまん延しているのか、という問題に関係します。伝染性や感染性を証明する手段がなければ、マスクの効果に関する科学的証明は不可能です。そもそも人から人への伝染性を証明することは不可能です。

病原体ウイルスは発症の必要条件であって、十分条件ではないのです。必要条件のウイルス量は少ないので、マスクでは防ぎきれるものではありません。

人から人への伝染性の話を作り上げたのは、無症状感染者という概念です。この話のきっかけは、無症状の時期に接触した人が、後日共に発症したことから作られた仮説です⒆。仮説を何回も重ねた仮説に過ぎません。

発症に最低限必要なウイルスは、マスク着用の有無に関わらず吸入してしまう可能性がありますが、自然免疫力によって感染を防ぐことができます。発症するかどうかは、発症阻止に必要な自然免疫力を保持しているかに依存しているのです。

自然免疫には、ストレスや衣食住環境などの環境要因が関係します。マスク着用は、自然免疫力を低下させる可能性があります。それでは、マスク着用が感染を防ぐ効果があるとは言えません。

科学的に証明することができないことを過剰に心配する必要はありません。宗教の扱う領域です。このような非科学的なことを学校教育や職場に持ち込むことは、人権問題など憲法に関わる問題に発展する可能性があります。

「かさ上げ理論」は成立しない

伝染病と免疫力の関係は、ワクチンのアイデアの基本に関わる問題です。

これまでのワクチンの基本的な考え方は、多くの病原体は、宿主の基本的な免疫力を乗り越えるために病原性を発揮するというものでした。この基本的な免疫力をワクチン接種によりかさ上げすれば、病原体の病原性を抑えることができるために、発病しなくて済むはずというアイデアです。

インフルエンザの感染実験は、この基本的なアイデアに問題があることを示唆しています。人工的に感染させるウイルスの数が十億個であっても発症しない人がいる一方で、千個でも発症する人もいます。感染させるウイルス量と発症の間には、相関性が全く見られません（図4－1）。

この事実は、感染による症状が出るのは、基本的な免疫力が低下するのであって、伝染によって人から病原体が乗り移るからではないことを示しています。インフルエンザが流行している時には、病原体が環境中に増えている可能性はあります。このような状況においても、基本的な免疫力を持っていれば、感染して発症することはありません。

基本的な免疫力が低下している人が感染して発症するのです。ワクチン接種による免疫力の

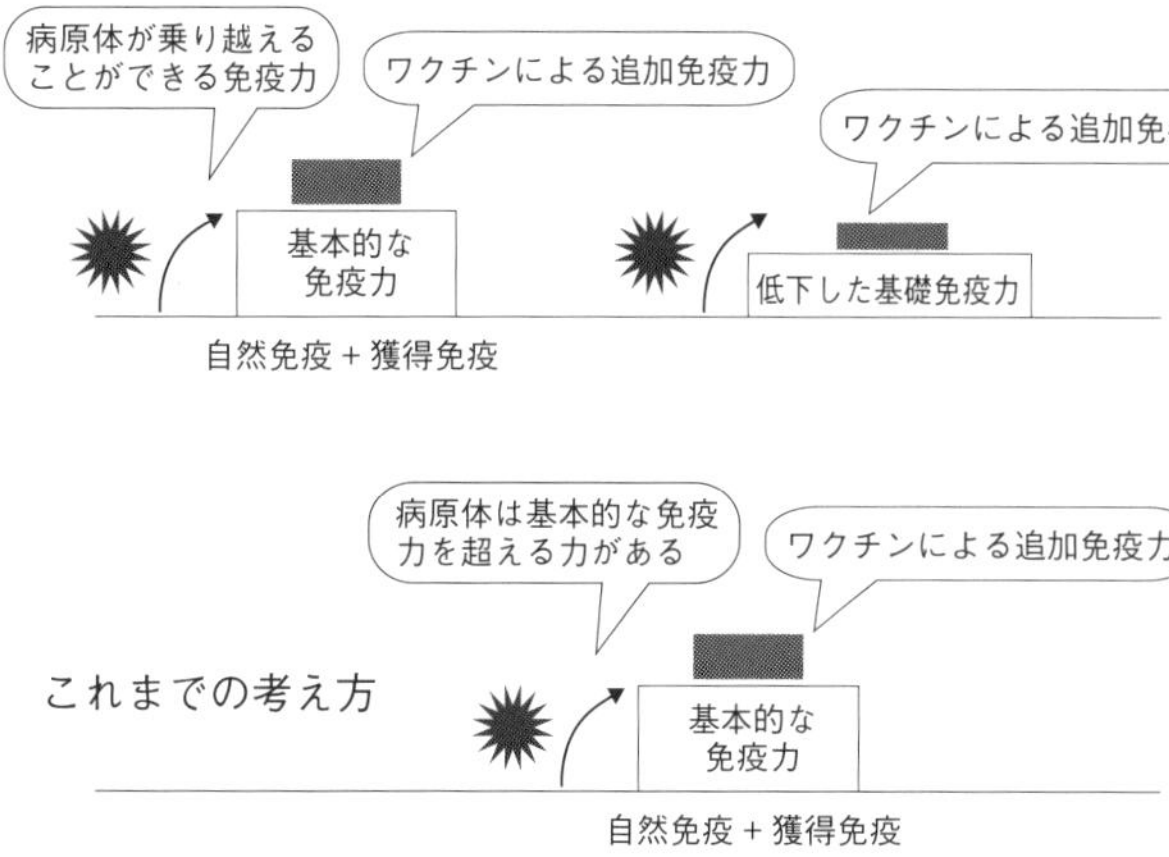

図4−2　ワクチンは意味があるのか

基本的な免疫力（自然免疫＋自然に獲得した獲得免疫）が、病原体が乗り超えられる免疫力よりも高い場合には、そもそもワクチン接種の意味がない（左上）。感染（発症）が基礎免疫力の低下が原因であれば、ワクチン接種によって発症を減らすことは不可能である（右上）。

上乗せでは基礎的な免疫力の低下をカバーすることができないのであれば、ワクチン接種は無意味です。ワクチン接種よりも、基礎的な免疫力の低下を防ぐ方法を考えたほうが効果的であり安全です。

ワクチンが必要であるという思想の背景には、自然免疫という基本的な免疫力の軽視があります。免疫学の教科書においても、自然免疫の記述は最低限の内容にとどまっています。

実際の自然免疫の役割は、ワクチン接種で獲得できる免疫と比較して遥かに大きいので、自然免疫を落とさないようにすることが、最も重要な感染症対策になるのです。

ワクチン承認におけるＰＣＲ検査の謎

コロナワクチンの承認書類において、感染症の同定にＰＣＲも行っていますが、ＰＣＲでは体内の病原体を同定できるはずがありません。

病原体の同定として決定的な役割を果たしているのは、治験に参画した医師の診断結果であることは前述しましたが、症状により病原体を同定するしか方法が存在しないからです。

一見すると、ＰＣＲにより病原体同定を行っている印象を持たせていますが、実際にＰＣＲにより病原体を同定できるという理論も存在しない上に、ワクチンによる感染抑制効果は確認できていないことも明記されており、ＰＣＲが病原体検出には使えないことを自ら認めているのです。

そもそもＰＣＲ陽性を抑制できるというデータを出すためには、治験を始める時点におけるＰＣＲのデータを出す必要があります。また、抗体検査も並行して、経時的にデータを揃える必要があります。しかし、ワクチン承認書類には、ＰＣＲ検査も抗体検査も経時的なデータは存在しません。ＰＣＲ検査については、何のデータも出されていません。

この治験に限らず今回のワクチン接種においては、接種時のＰＣＲ検査や抗体検査などが行われることはありませんでした。接種前のデータと接種後のデータを比較することは、ワクチンの効果を検証するための重要な資料となるはずですが、その気配すら感じられませんでした。有用であるはずの、ワクチン接種の事前と事後におけるＰＣＲ検査や抗体価のデータが存在しないことは、不自然です。

主観的判断による病原体同定と確定診断

新型コロナのｍＲＮＡワクチンにおいては、具体的な有効率の算出に関係するデータが公表されています。詳細は不明ですが、およその有効率の算出方法が判ります。

このワクチンの有効率は、ワクチン接種群とプラセボ群における確定診断数の比較です。Ｐ社とＭ社で確定診断の基準が若干違うのですが、症状から診断している点は共通しています。

ＰＣＲ検査も一応行っていますが、その結果により確定診断をするのではなく、ＰＣＲ検査陽性の人の中で症状を呈する人から確定診断を出しています。この場合、ＰＣＲ検査の結果が有効率の判定に影響するとは言えません。ＰＣＲ検査陽性を確定診断の必要条件として使っているだけなので、確定診断数に直接的に影響するのは、医師の主観的な診断結果です。

Ｍ社では、委員会で確定診断をしたことになっています。いずれにしても、ありふれた症状に基づく診断であり、誤差が生じることは避けようがありません。

結果として、医師の主観的な診断が病原体の同定に使われています。症状から病原体が同定できるという理屈です。

ＣＯＶＩＤ19であるという診断は、実質的には症状により病原体ＳＡＲＳ－ＣｏＶ－２を同定したことと同じ意味になってしまいます。本当は客観的なデータが必要なはずですが、実際には当てずっぽうで、病原体の同定をやっているような状態です。

病原体の証明もない状態で、ありふれた症状から病原体同定ができるわけがありません。ＰＣＲ検査が病原体を検出している証拠もなく、症状とＰＣＲ検査陽性との因果関係の証明も不可能です。であれば、本当の確定診断は不可能のはずです。

ＰＣＲ検査と症状による診断の２段階で構成された確定診断における陽性者は極めて少なく、ワクチン接種群では、約１万８千人中９名、プラセボ群では、１万８千人中１６９名の陽性者が出たに過ぎません。

一般の医療機関においては、ＰＣＲ検査の結果で確定診断を行っている場合も多いようですが、ワクチン承認においては仕組みが全く異なっています。

ワクチン承認書類では、咽頭スワブの検体のＰＣＲ陽性の中で、ＣＯＶＩＤ19の疑われる症状（発熱、新たな咳嗽又は咳嗽の悪化、新たな息切れ又は息切れの悪化、悪寒、新たな筋肉痛又は筋肉痛の悪化、新たな味覚又は嗅覚の消失、咽喉痛、下痢、嘔吐）が１つ以上認められた被験者を確定例とすると記載されています（⑫）。ＰＣＲ検査と症状が、確定診断の必要条件となっているのです。ＰＣＲ検査は確定診断の必要条件であって、十分条件ではありません。

医師の診断について、その根拠は必ずしも明らかにされません。例えば発熱という症状があっても、COVID19の疑われる症状であると医師が診断しない場合もあるはずです。例えばインフルエンザという診断もあり得ます。

PCR検査陽性はCOVID19の無症状感染者であって、症状はワクチンの副反応であるという診断もあり得ます。その場合は、医師の診断によって、SARS-CoV-2の病原体は保持しているが、症状の本体はワクチンの副反応であるという診断があり得ます。これは、SARS-CoV-2による発症をワクチンが抑制しているという判断になります。

結果としてワクチンの有効率は、医師の主観的判断の寄せ集めになっています。極めて高い有効率の数値が算出されていますが、感染を防ぐ効力や、発症を防ぐ効力を示すものではなく、この治験に参加した医師の意見の統計データのようなものです。

主観的な判断に基づく診断でも、これを集めると客観的なデータのように見えますが、その中身はしょせん、主観的な判断の寄せ集めです。

医師の診断が運命を決める

P社のワクチン治験における有害事象の発生数は合計5000名を超えています。これに対して、感染症の確定診断数は200名未満です。ワクチン接種群における確定診断の患者数は

15名に過ぎません。医師の診断による患者数は、有害事象の発生数に比べると極めて少なく、数値の信頼度に欠けます。

医師の診断には、幾つもの間違いが入り込む要素があります。

一応は、このワクチンの治験においてもＰＣＲ検査が使われています。しかしながら、ＰＣＲ検査の結果についてのデータは出されていません。ＰＣＲ検査の結果は必要条件には使っているようです。しかし、病原体の特定ができていないために、病原体を検出する手段にも使えないはずです。結果として、ＰＣＲ検査の結果は、有効率の算出に影響を及ぼさない形になっているのです。

有効率の判定に直接影響しているのは、医師の診断結果です。

Ｐ社の治験においては、「発熱、新たな咳嗽又は咳嗽の悪化、新たな息切れ又は息切れの悪化、悪寒、新たな筋肉痛、又は筋肉痛の悪化、新たな味覚又は嗅覚の消失、咽喉痛、下痢、嘔吐の症状いずれかの症状とＰＣＲ検査陽性を呈した場合」を確定診断の条件にしています。

Ｍ社においては、38℃の発熱、悪寒、筋肉痛、頭痛、咽頭痛、あらたな嗅覚及び味覚障害の全身症状２つ以上、または咳、息切れ、呼吸困難、肺炎の症状１つ以上にＰＣＲ検査陽性の条件を満たすものを判定委員会で判断したことになっています。

これらの症状は広く一般の感染症に見られるものであり、今回の感染症の特色と言えるようなものはありません。

疫学的方法の落とし穴

現実的に、人に対するワクチン効果判定は疫学的な方法にたよらざるを得ないのが現実です。しかしながら、疫学的なワクチンの効果判定という方法には、色々な問題があります。

感染者数の減少効果を調べることを基本とした疫学的な方法では、病原体の同定が欠かせません。これが、事実上不可能なことは、すでに述べたとおりです。

疫学的方法では、ワクチン効果を調べるための条件として、当該感染症がまん延している地域でしか効果判定を行うことができません。しかし、感染症のまん延が都合よく起こるとは限りません。ワクチンが開発されるような時期には、すでに下火になってしまっていることも多いのです。そうなると、せっかくのワクチン開発の手間も無駄になってしまいます。

その他に、被治験者の免疫力の多様性の問題があります。感染症がまん延する地域でないと疫学的な方法でワクチンの有効性判定ができませんが、そのような地域においては、住民がすでにその感染症に感染している可能性があります。あるいは、過去に感染していて、回復した状態の人が多数存在する可能性があります。

過去に病原体を排除したことがある人は、その病原体に対する免疫力を維持しているはずですから、ワクチンの有効性を調べる目的であれば、除外しておく必要があります。しかし実際には、病原体の感染履歴を調べることはほぼ不可能です。

このように、一般的に用いられている、ワクチン効果を判定するための方法としての疫学的な方法は、これを実施する条件が極めて限られているのです。実際には、このような理想的なフィールドは存在しません。疫学的な方法によるワクチンの有効性判定には、理論的に無理があるのです。

実験室での実験と治験の違い

実験室での実験であれば、実験動物を使って、実験室内で増殖させた病原体を使います。実験的にワクチン接種群とプラセボ群を設けてワクチン接種というバイアスをかけ、そのバイアスが感染にどのような影響を及ぼすのかを調べるわけです。

感染については、生死を観察するのが普通です。これにより、客観的に病原体の病原性を検証することができます。病原体の検出ができなくても、対照群との比較により、病原体の影響をワクチン接種により回避することができたのかを客観的に評価できるわけです。いわゆるワクチン有効性の科学的な証明です。

これに対し、ワクチンの治験においては、感染実験の代わりに自然に起こる感染を利用します。ワクチン接種群とプラセボ群を設けて、一定時間経過した後に感染症の症状を診断し、ワクチン接種が感染症の発症を回避する効果があるのかを調べます。

疫学的な方法による治験によるワクチンの有効性判定と、実験室での感染実験によるワクチンの有効性判定は、大きく3つの点で異なっています。

1つ目は病原体です。実験室では用意した病原体を実験的に感染させますが、治験においては自然に起こる感染を利用するという点です。

2つ目は病原性の判定です。実験室では動物の生死を判定しますが、治験では医師の診断で病原体の病原性を判定します。

3つ目は実験のスケールです。実験室では一群数個体のレベルですが、疫学的な方法では一群数万個体のレベルです。これは、疫学的な方法では自然に感染を待つというスタイルしかないことが影響しています。また、個体差や環境要因の差が大きいことが実験を困難にしています。そのために、大きなスケールの実験が必要になるのです。

これらの違いから、治験の課題が指摘できます。

まず、このような大規模なスケールではデータの扱いが難しく、その管理方法が結果に影響します。そして、医師の診断が正確に行われるのかということが、結果の信頼性につながります。実際に症状だけで病原体を同定できるものはほとんどありません。検査によってウイルスの同定ができるのは、病原性の証明されたものに限ります。

何より、感染症の発生数から有効性の判定を行うためには、少なくとも病原体を証明できることが必要です。ありふれた症状から病原体の証明ができるわけがありません。

医師の診断によって病原体同定が行われる理由

ワクチンの効果を検証する最も科学的な方法は、実験的感染による実証実験です。ワクチン接種群とワクチン非接種群に病原体を実験的に感染させ、その後の経過を観察します。これによって、ワクチンの感染を防ぐ効果を客観的に評価することができます。

しかしながら、この方法のためには、純化した病原体を用意する必要があります。また、人体実験をするという倫理的問題があります。病原体の特定ができていない状況で病原体の純化はできません。人体実験をすることも現実的ではありません。つまり、現時点ではこのような実証実験を行うことは事実上不可能です。

そのために、疫学的な方法により、ワクチン有効性の検証が行われています。実験的感染と比較すると、その問題点は明らかです。

この方法では、実験的に感染を行うのではなく、自然にまん延している病原体に感染するのを利用して、ワクチン接種後一定の時間が経過した後に感染の有無を判定します。自然に当該病原体がまん延するということが条件になりますが、純化した病原体を用意する必要がありません。また、感染実験と比較すると、人体実験に関する倫理的な問題が少ないという利点があります。

実際には、感染症がまん延している地域において、ワクチン接種群とワクチン非接種群を設定します。両群において、時間経過を追って感染症の発生を調べます。

ただし、この方法には次のような問題があります。いずれも実験室での感染実験では存在しなかった種類の問題です。

①いつ感染が起こるのかがわからない
②本当に感染症がまん延するかがわからない
③病原体の同定が必要である
④体内の病原体検出方法がない
⑤被験者の免疫状態や生活環境が一様でない

いずれも大きな問題であり、簡単に解決できるものではありません。ワクチン承認種類においても、曖昧になっているところです。

病原体の同定は事実上不可能ですが、症状から同定したことになっています。このような方法が採用されているのは、ワクチンが感染者を減らす効果があり、このワクチンの有効性によって感染症のまん延防止に役立つとされてきたという歴史的な背景があります。

病原体同定という、実際には不可能なことが医師の診断によって行われていることが一番の問題のはずです。しかし、これを問題視されることがあまりないのは、ワクチンの効果に関する過信があるようです。

変異の多いウイルスに対する検査とワクチンの矛盾

遺伝子検査や遺伝子ワクチンの考え方は、遺伝学的な常識とはかけ離れています。遺伝子増幅法のような遺伝子検査は、病原体の個体間の遺伝子多様性は存在しないことを前提条件としています。

遺伝子ワクチンの基本にあるのは、病原体は均一の遺伝子を持った集団であるという考え方です。変異型が出現したとしても、その時期の変異型の病原体は均一の遺伝子を持った集団であることを前提としています。その地域においてまん延している遺伝子の型は、一種類であるという前提です。実際、オミクロン株対応という二価ワクチンにおいても、遺伝子の型は二種類です。

この遺伝子均一論は仮説の話であり、誰も科学的な証明をしていません。実際にはあり得ない遺伝子均一論が正しいという前提のもとに、ＰＣＲ検査のような遺伝子検査が行われ、そして遺伝子ワクチンの接種が推進されています。

しかしRNAウイルスは、遺伝子修復の仕組みが十分でないために、多くの変異体が存在することで知られています。遺伝子の変異型は、天文学的な種類が存在する可能性があります。変異体の遺伝子型は予測不能なために、遺伝子増幅法による遺伝子検出では、検出できない遺伝子型をもった病原体が多数存在するはずです。

しかも、遺伝子変異を起こす病原体は、多数の変異体が共存するような形で存在しています。変異体が多数共存することで、安定な環境ができるのです。これは、多くの種類の雑草が共存できるという現象と似ています。共存することによって、お互いに助け合っているのです。

遺伝子変異の仕組みは、個体間の遺伝子の多様性を作り出します。病原体においても、遺伝子変異を起こす仕組みと、個体間の遺伝子型の多様性が存在します。病原体は、その宿主との免疫システムとの共存関係のような微妙なところがあり、このような過酷な環境のもとにバランスを取りながら生存するためには、遺伝子型の多様性は非常に重要な意味を持つのです。

多くの種類の病原体が共存しているのであれば、遺伝子ワクチンのように、1つの遺伝子型だけを用いてワクチンとして利用することは無意味です。数種類の遺伝子型を混ぜた多価ワクチンでも、天文学的な種類の遺伝子型をもった病原体に対応することは不可能です。

遺伝子が個体間において違うのは、すべての生物に共通しています。人間においても、個体間で遺伝子が異なることは常識です。個体間の遺伝子が共通するのは、一卵性双生児のような特殊な場合です。

そして、変異が起こりやすい病原体検出のためのPCR検査は、病原体検出とはかけ離れた行為です。遺伝子検査というものが成立するためには、病原体の遺伝子構造だけでなく、その病原体の遺伝子変異とその分布状況などを調べる必要があります。変異した遺伝子が見つかるようなら、もともとの病原体が変異体の集合体になっているのです。そのような状態での遺伝子検査は、検査漏れが発生することが避けられないので、実用にはなりません。

オミクロンのような変異体が発表された場合、その変異体だけが世界にまん延しているというイメージが作られています。しかし、オミクロンのようにスパイク領域だけで30箇所もアミノ酸レベルの変異が生じているとすれば、その変異体が生じる過程において、天文学的な種類の変異体が生じているはずです。

その中の1種類や2種類の遺伝子だけを対象とする遺伝子検査や遺伝子ワクチンに、一体どのような意味があるというのでしょうか。変異の多いRNAウイルスに対して、遺伝子検査や遺伝子ワクチンという考え方自体が、矛盾に満ちあふれているのです。

病原体変異とワクチンの適合性

病原体の変異は、病原体が宿主の免疫系をかわすための仕組みです。宿主の免疫系は、常に最新の病原体の変異体に対応する仕組みを持っています。パソコンのウイルス対策ソフトが、常に最新のバージョンに自動的にアップデートされる仕組みのようなものです。

病原体の変異に対応するためには、常に少量の病原体にさらされることが必要です。これによって膨大な種類の免疫系のストックから最新の病原体に適合したものが選び出され、数を増やします。このような仕組みにより、最新の病原体に対応して免疫応答ができるような形に免疫系がアップデートされるのです。いわゆる免疫系の自動更新システムです。

このように免疫系のアップデートは、実際の病原体を鋳型モデルとして、大量のストックの中から適正なものを選び出し、コピペを繰り返して量産するわけです。数学の組み合わせのようなイメージで、有限のストックから無限に近い種類の病原体に対応できる免疫システムを作り上げています。

巧妙な免疫系の最新バージョンへの更新システムの基本は、最新の病原体の情報を実際に知ることにあるわけです。

一方のワクチンは、そう簡単に病原体の変異に合わせてアップデートすることができません。検体の採取から病原体の単離を行うまでに大変な時間を要しますが、このような作業を行っている間にも、病原体の変異は起こり得ます。変異した病原体が出現してから作業を開始しても、ワクチンの完成時には予防接種の意味がない状態になっています。

ワクチンが本当に必要な時期は、実際に変異した未知の病原体が出現してまん延するよりも、数ヶ月前のはずです。しかし、未知の変異型病原体に合わせてワクチンを予め用意することは不可能です。

したがって、変異をする病原体に対するワクチンにおいては、アップデートされた最新のものを期待すること自体が間違いです。理論的にも、正しいアップデートがされることはあり得ないのです。

このように、変異をする病原体に対するワクチンは既に消費期限が切れており、その地域の住民にとって不要なものしか供給されないはずです。このような病原体に対するワクチンを期待することは、自然の摂理に反しています。

結局ワクチンの目的は自分で考えるしかない

中国・武漢で発生したとされる重症肺炎の集団発生が、怪しいビデオ映像により世界に流されました。そして、謎の感染症のまん延は、ＰＣＲ検査が世界中にまん延したという事実から始まっています。そして、遺伝子ワクチンの登場です。

この遺伝子ワクチンの正体が、今回の感染症騒動の本質を表しています。

これまで、組み換え遺伝子を使った作物やこれらを含む食品に対して、警戒している人が多かったはずです。食品であれば、仮に体内に組み換え遺伝子を取り込んだとしても、大部分はそのまま排出されるはずです。また、組み換えタンパク質も酵素で分解されるので、過剰な心配は要らないかもしれません。

それに対してｍＲＮＡワクチンは、ＬＮＰに封入した形で直接体内に注射で入れられるので、細胞に対するダメージは避けることができません。組み換え遺伝子が細胞内に直接送り込まれるのです。

通常の動物実験であれば、抗体を作ることが目的の場合、遺伝子配列を用いて人工的にタンパク質を作成して、この人工タンパク質を免疫することが一般的です。実際に子宮頸がんワクチンにおいては、この方法で作成した人工タンパク質をワクチンの主成分にしています。

組み換え遺伝子自体をワクチンとして人間に注射するのは前代未聞であり、何が起こっても不思議はありません。しかも、ｍＲＮＡという形で接種するためには、ＬＮＰという構造物に封じ込める必要があります。これらの安全性に対する実績は、全くと言っていいほど存在しないのです。

謎の遺伝子ワクチンの本当の目的が公表されることはありません。マスコミなどが取り上げることもありません。

結局、ワクチンの本当の目的は、自分で考えるしかないのです。

第5章　細胞を改変するワクチン

リポナノパーティクル（LNP）とは何か

今回のｍＲＮＡワクチンの主成分であるＬＮＰは、直径２００㎚ほどの小さな球状のカプセルです。水溶液ではなく、水に浮遊した小さな油の粒子です。ワクチンの注射によって、小さな脂質の球体が筋肉内に注入されます。

ＬＮＰの構成成分をＰ社とＭ社で比較すると、Ｐ社はＬＮＰのすべての成分において3倍程度含まれています。これは両社のｍＲＮＡワクチンにおけるＬＮＰ濃度の違いを反映していると考えられます。

病原体の成分を注射する通常のワクチンは、タンパク質がアジュバントと共に水に溶け込んでいます。いわば、水に対して裸の状態にあるわけです。これは、有効成分のタンパク質がｍＲＮＡと比較して安定であるために、保護する必要がないからです。

これに対して今回のｍＲＮＡワクチンは、細胞内に直接ｍＲＮＡを送り届ける必要があるた

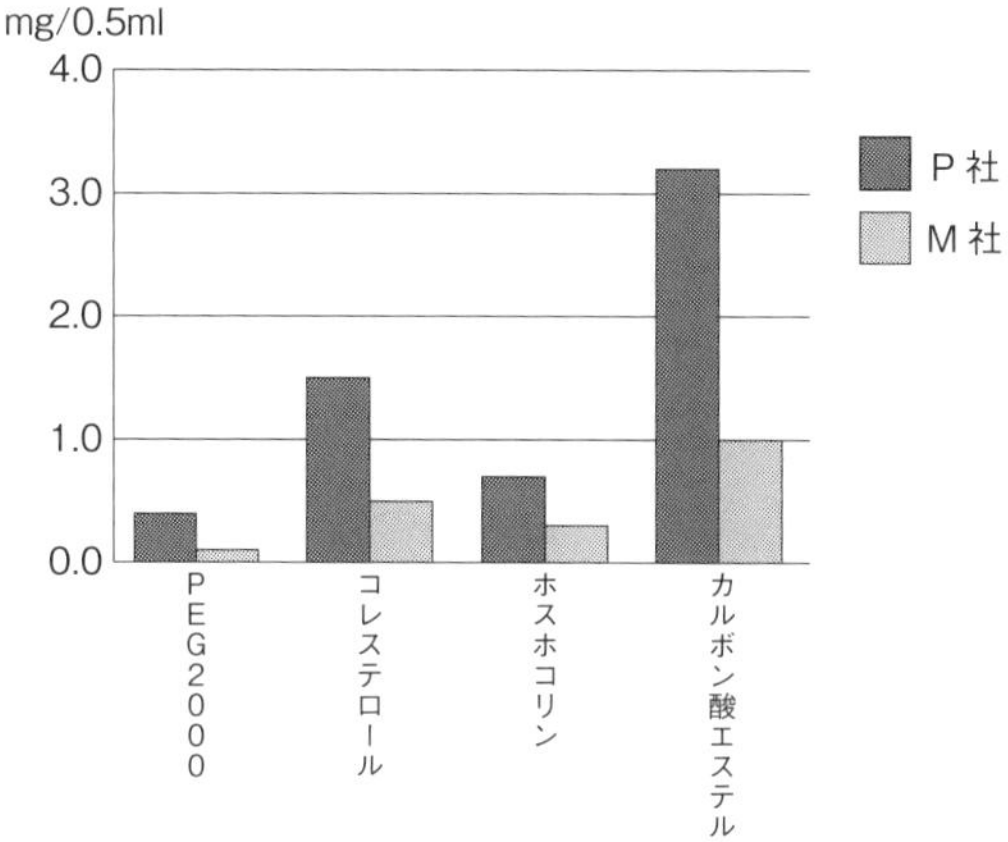

図5-1　リポナノパーティクル（LNP）の構成成分

P社はM社と比較すると、両社のLNPの構成成分や成分比率には大きな違いはないが、ポリエチレングリコール（PEG2000）関係の成分を始めとしてLNPのすべての成分において、P社は3倍程度含まれており、LNPの濃度が約3倍であると考えられる（⑨⑫）。

め、主成分のｍＲＮＡをＬＮＰのカプセルに閉じ込めて注射をします。ｍＲＮＡは不安定な物質であり、ＬＮＰは分解されることを防ぐ効果もあります。

ＬＮＰは小さな油が水の中に浮遊したような状態になっています。ちょうどクリームを水で薄めたような状態です。

このＬＮＰには、細胞にｍＲＮＡを送り込むための仕掛けがあります。これが、ｍＲＮＡワクチンの特色であり、新しい問題を作り出す原因です。これまでこのような構造物を体内に入れたことがないために、未知なる危険性があります。

ＬＮＰを構成しているのは４種類の脂質関連物質です。この中で、ポリエチレングリコール（ＰＥＧ２０００）を結合させた化合物は、ＬＮＰが細胞に取り付くための重要な役割を果たします。

このmRNAワクチンは、劇薬に指定されています。劇薬・毒薬という指定は、動物実験による急性毒性の指標です。

今回のmRNAワクチンの接種量では、劇薬としての性質は、あまり重要ではありません。むしろ、LNPの持っている、細胞へmRNAを送り込む仕掛けの方が、体の機能に影響が出やすいのです。このような新しい問題点に関して、これを評価する指標がまだ存在していません。また、一般的な臨床検査によって、問題点が見つかる可能性は低いです。従来の診療検査が新しい問題に対応していないためです。

ポリエチレングリコールが問題を引き起こす

mRNAワクチンの本体は組み換え遺伝子ですが、LNPはmRNAワクチンの機能に必要不可欠な構造物です。mRNAがその役割を果たすためには、細胞内にmRNAが送り込まれる必要がありますが、この過程にLNPが必要なのです。

筋肉内に注射されたLNPは、筋肉内に存在する多数の毛細血管から血管系に入り、全身をめぐります。LNPが攻撃しやすい細胞は、血管系の細胞や血管周囲の細胞です。とりわけ血管の内側を覆っている血管内皮細胞は、最もLNPの攻撃を受けやすい細胞です。血管を損傷

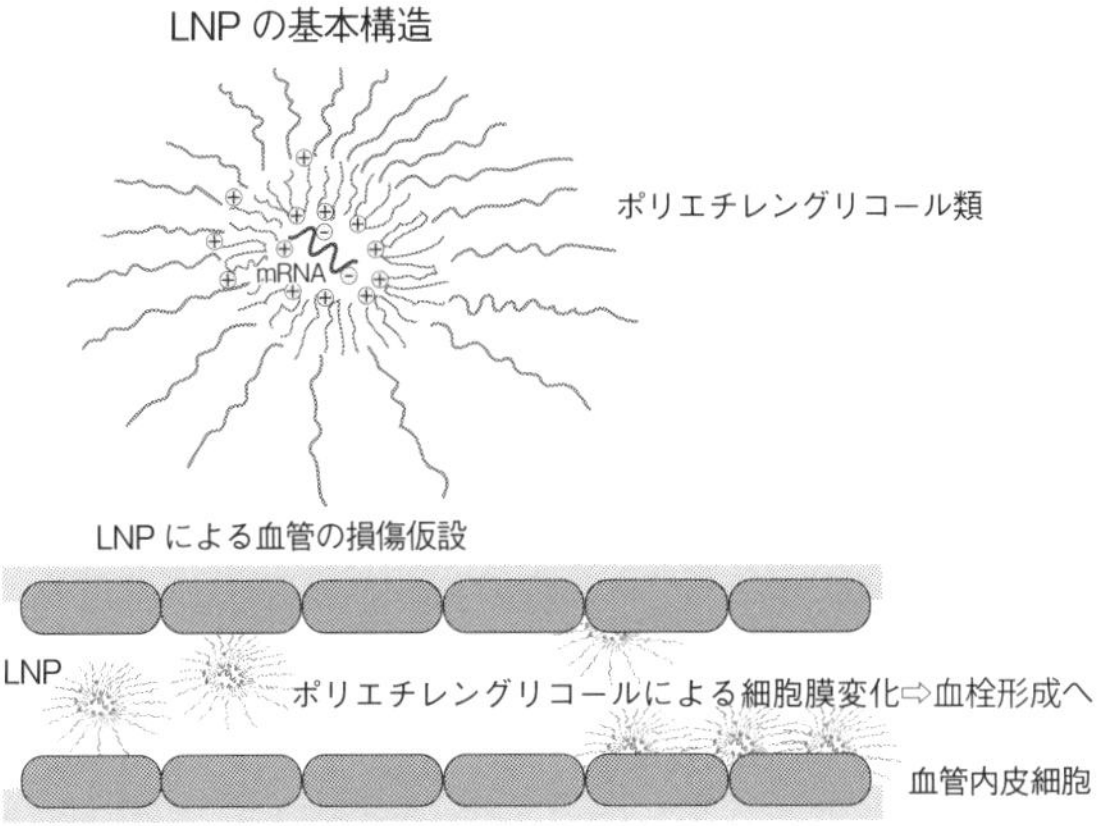

図5-2　LNPによる血管損傷モデル

LNPが血管を巡る間に内皮細胞と融合すると、内皮細胞の細胞膜がLNPのポリエチレングリコール鎖によって覆われる。これによって、他の血液細胞が融合し血栓を形成する（仮説）。

させる可能性が高いのです。

　このLNPが細胞に取り付く仕組みとして使われているポリエチレングリコールが細胞膜に取り込まれると、様々な問題を引き起こします。

　細胞膜とLNPが融合すると、細胞の表面はポリエチレングリコール鎖によって覆われることになります。細胞膜にポリエチレングリコール鎖を取り込んだ細胞は、他の細胞と融合しやすくなるという新たな機能を獲得します。この機能により、様々な新たな問題が引き起こされるという二次的な影響が起こる可能性があります。

　これまでのワクチンにおいても代謝されにくい添加物が問題を引き起こしていましたが、今回のワクチンは、細胞膜を改変するという仕組みのために、これまでとは異なった細胞レベルの問題が起こり得るのです。特に、ポリエチレングリコール鎖による細胞膜の改変は、これまでのワクチンには存在しなかった全く新しい問題です。

ｍＲＮＡワクチンは、このように細胞膜の構造と機能を変えるという本質的な問題を抱えています。このワクチンの本当の問題が表面化するまでには、数年というレベルの時間が必要かもしれません。

ｍＲＮＡワクチンは蓄積性の劇薬

これまでのワクチンの成分は、基本的に水溶性でした。水溶性であれば、時間経過と共に酵素で分解されて体外に排出されます。また、注射薬も同じです。飲み薬も体外排出されるため、毎日何回と服用を繰り返す必要があるのです。

ところが今回のワクチンは、全く事情が異なります。ｍＲＮＡワクチンは、小さな油の粒子として筋肉内に注射するので、次第に体内に蓄積することを避けることができません。特に血管系への蓄積は、深刻な問題を引き起こす可能性があります。接種回数に比例して、肝臓、脾臓、副腎、卵巣などの機能に影響が出る確率が高まります。

細胞内にｍＲＮＡを送り込むための細胞膜を突き破る仕組みによって細胞膜の損傷を避けることができず、この損傷が結果として、ポリエチレングリコールに覆われた細胞膜に変化します。これが血栓形成などの問題を引き起こすのです。

ポリエチレングリコールは、細胞間の相互作用、細胞分裂や酵素反応という生物の基本的な仕組みに変化を及ぼすので、その影響は深刻なものになる可能性があります。

ポリエチレングリコールの細胞に及ぼす影響は、酵素処理などにより体外に排出する仕組みが存在しないので、次第に蓄積されます。蓄積されるのが有効性のあるものなら良いのですが、そうではありません。そもそも確認のしようもないのですから、有効性は全く不明です。

mRNAワクチン接種を繰り返すと、その悪影響だけが蓄積することになります。中長期的に見て、この悪影響の蓄積が懸念されるのです。

一般的な毒劇物の分類では劇薬に相当する成分が含まれているLNPですが、本当の問題は、脂溶性の粒子にポリエチレングリコールが組み込まれていることです。これによって、劇薬以上の問題が起こり得ます。劇薬はあくまで化学的な分類ですが、本当の問題は生物学的な作用なのです。

イレズミが消えないのと同じ仕組み

イレズミが消えないのは、針によって表皮を貫いてインクを真皮組織に入れた場合、これを体外に排出する仕組みがないためです。インクの粒子を貪食する細胞が食べた場合でも、この細胞には体外に排出するという仕組みがないため、イレズミが半永久的にその部位に留まるのです。

ｍＲＮＡワクチンは、細胞に侵入するときに、ＬＮＰが細胞膜に融合するか、あるいは貪食性細胞に取り込まれるかのいずれかの方法で、ＬＮＰ内に存在するｍＲＮＡを細胞内に送り込む必要があります。

貪食性細胞に取り込まれた場合においては、イレズミの場合と似たようなことが起こります。毒性のある成分などを取り込んだ貪食性細胞は、その現場近くで細胞自体が封じ込められる形で留まることになります。

また、細胞膜とＬＮＰが融合した場合には、細胞の代謝の仕組みによって、その後のＬＮＰの運命が決まるのです。

血管の内皮細胞は寿命が非常に長く、細胞が置き換わる仕組みが確認できません。したがって、血管の内皮細胞の細胞膜にＬＮＰが融合した場合には、体外に排出することが難しいと考えられます。

ＬＮＰが蓄積するとされている肝臓、副腎、卵巣においては、毛細血管が発達しています。そのために血管の分岐構造が数多く存在します。このような分岐構造における血管の内皮細胞は、血流の影響を受けやすくなっています。

血管の内皮細胞がＬＮＰの成分であるポリエチレングリコール鎖によって覆われると、血液を流れる様々な血液細胞との融合体を作りやすくなります。この融合体を作る仕組みが、血栓を形成するだけでなく、それらの臓器における機能に関わってきます。

mRMAワクチンの接種を何回も繰り返すと、これらの臓器への蓄積量は次第に増えていきます。体外排出が保証されていないワクチンの繰り返し接種は、蓄積性という本質的な問題を抱えているのです。

血栓形成の危険性

ワクチンの成分であるLNPは筋肉から毛細血管に入り、血流に乗って全身を巡ります。その過程で、LNPが血管の壁にぶつかりながら進みます。これによって、血管の内部を覆っている内皮細胞をLNPが攻撃するようになります。そして、内皮細胞とLNPが融合することが起こります。

建前上は、LNPが細胞内に取り込まれる仕組みとして、エンドソームという膜構造がLNPを取り囲み、細胞内でLNPの中のmRNAが放出されることになっています。ところが、実際のLNPの経路については不明な点が多いのです。LNP自体が細胞膜に融合する可能性もあります。また、エンドソームの膜にLNPが融合し、これが細胞膜に再融合することも考えられます。その結果、ポリエチレングリコールが細胞膜を覆うような形になり、内皮細胞の

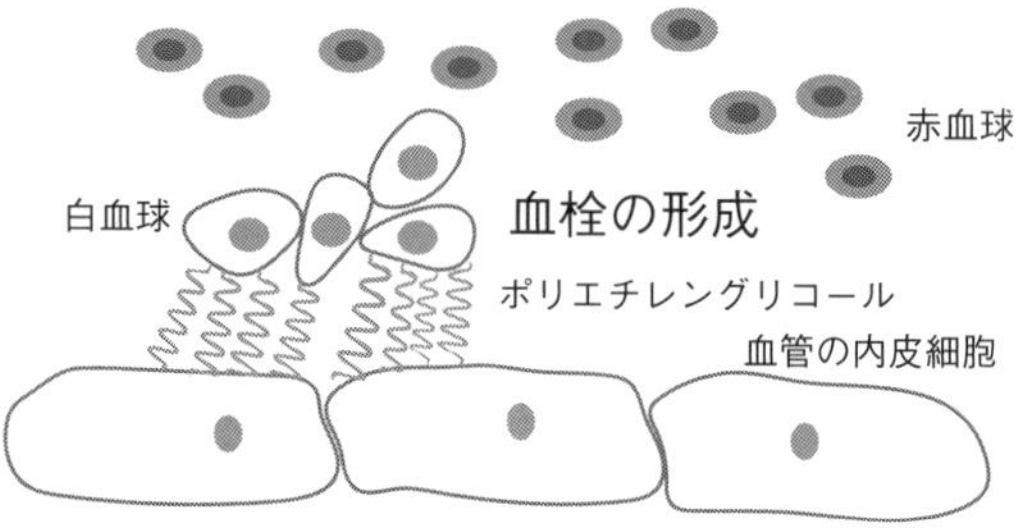

図5-3　血管の内皮細胞上の血栓形成機構

血管の内皮細胞膜に取り込まれたLNPの成分であるポリエチレングリコールが、白血球・血小板と血栓を形成する。

細胞膜の構造が変化します。

血管の内皮細胞がポリエチレングリコールで覆われると、他の血液細胞と内皮細胞が融合しやすくなります。これによって血栓ができやすくなります。

血管の内皮細胞は、非常に寿命が長い細胞です。粘膜の細胞のように、常に置き換わるような仕組みがありません。したがって、LNPが融合した影響が、そのまま半永久的に残る可能性があります。長期間に及ぶ影響は、さらなる二次的な問題を引き起こします。血液の成分である血漿の性質を変える可能性があるのです。

ポリエチレングリコールは細胞と細胞の融合を引き起こしますが、これは細胞外の水環境が変わることが原因です。細胞の機能だけでなく、血漿成分が関係する酵素反応にも影響が及ぶ可能性があります。

実際に、コロナワクチン接種により心臓、目、肺、肝臓、脳、皮膚などの異常が多数報告されています⒂。また、急性のがんの悪化や血栓症の増加なども、血管の障害から発生している可能性があります。
循環系の障害は、コロナワクチンの最も危険な性質です。

血管を老化させるワクチン

老化現象の中でも血管の老化は、多くの疾患と関わっています。血管の老化現象においては、血管の内側を覆っている内皮細胞が重要な役割を果たします。内皮細胞が傷つくことによって老化が促進されることが知られています。内皮細胞の損傷が原因とされている疾患には、糖尿病、動脈硬化症など重篤化するものが多く、健康を保つためにも血管の維持管理が重要です。

前述のようにmRNAワクチンには、LNPが細胞を攻撃するような仕組みが組み込まれています。細胞の中にはLNPを取り込んでも問題のないものもありますが、LNPがどの細胞を攻撃するのかについては、必ずしも決まっているわけではありません。

特に血管の分岐する毛細血管の多い臓器は、攻撃対象になりやすいとされています。そのために、毛細血管が多数分岐している肝臓、副腎、卵巣（⑫）、骨髄（⑭）などにLNPが分布します。これらの臓器において、LNPの攻撃による内皮細胞の傷が元になって、血管系の疾患が引き起こされることが懸念されます。

さらに前項で述べたように、血管内皮細胞の細胞膜にポリエチレングリコール鎖が取り込まれると、血小板などとの融合が起こりやすくなり、血栓形成の要因になります。

このようにLNPは、血管に対して老化現象のような形で影響を及ぼします。注射は一瞬で終わりますが、血管はもう元に戻すことはできません。老化現象が元に戻すことができないのと類似しています。

重要な臓器に蓄積するLNP

LNPが重要な臓器に分布するという事実は、これらの臓器に蓄積することを示唆しています。血管の内皮細胞の細胞膜やマクロファージ系に貪食されると、簡単には体外に排出することはできません。

血管の内皮細胞の細胞膜中に取り残されるポリエチレングリコールがどのような問題を引き起こすのかについて、データは見当たりません。また、中長期的な問題としての発がん性などに関して、ワクチン承認書類においてデータが存在しないと明記されています。ポリエチレングリコール鎖の蓄積により、他の細胞と融合が促進されることや細胞分裂を阻害することなどに影響が出るのは、しばらく時間を要します。つまり、中長期的に見て、何が起こるのかが予測できないわけです。

ポリエチレングリコールは、細胞と細胞を融合させる技術で汎用されており、細胞膜の構造を変えることは避けられないと考えられます。

肝臓におけるＬＮＰの蓄積は、ＬＮＰを異物として処理するマクロファージ系の働きによるものがあります。肝臓は毒物を酵素で分解して体外に排出する臓器ですが、酵素で分解できない脂質や不溶性タンパク質のようなものは、肝臓にあるマクロファージ系の細胞に取り込まれます。マクロファージ系の細胞は次第に集合体を作り、細胞に取り囲まれて、線維化によって毒物を封じ込めるという戦略をとります。

ワクチン承認書類には、ラットを使った実験で、全身に移行したＬＮＰが最も多く蓄積する臓器が肝臓であると記載されています。そして、病理組織学的な観察により、肝臓の組織が一部空胞化することが明らかにされています⑫。このような空胞は、局所の肝臓の細胞死と関係しており、肝臓の線維化の徴候です。これが進行すると、肝硬変・肝腫瘍に移行する可能性があります。その結果として、肝臓の空胞化が起こることが報告されています。

脾臓におけるＬＮＰの集積は、他の臓器とは仕組みが異なります。脾臓には血管構造がないので、血液細胞に取り込まれているようです。脾臓には免疫細胞が多いので、免疫力に影響する可能性があります。

副腎は、免疫系のホルモンを分泌する働きがあります。毛細血管が多数存在するために、内皮細胞をＬＮＰが攻撃しているようです。これも免疫系への影響が考えられます。

卵巣や骨髄におけるＬＮＰの攻撃も、毛細血管の内皮細胞と考えられます。これらの臓器は

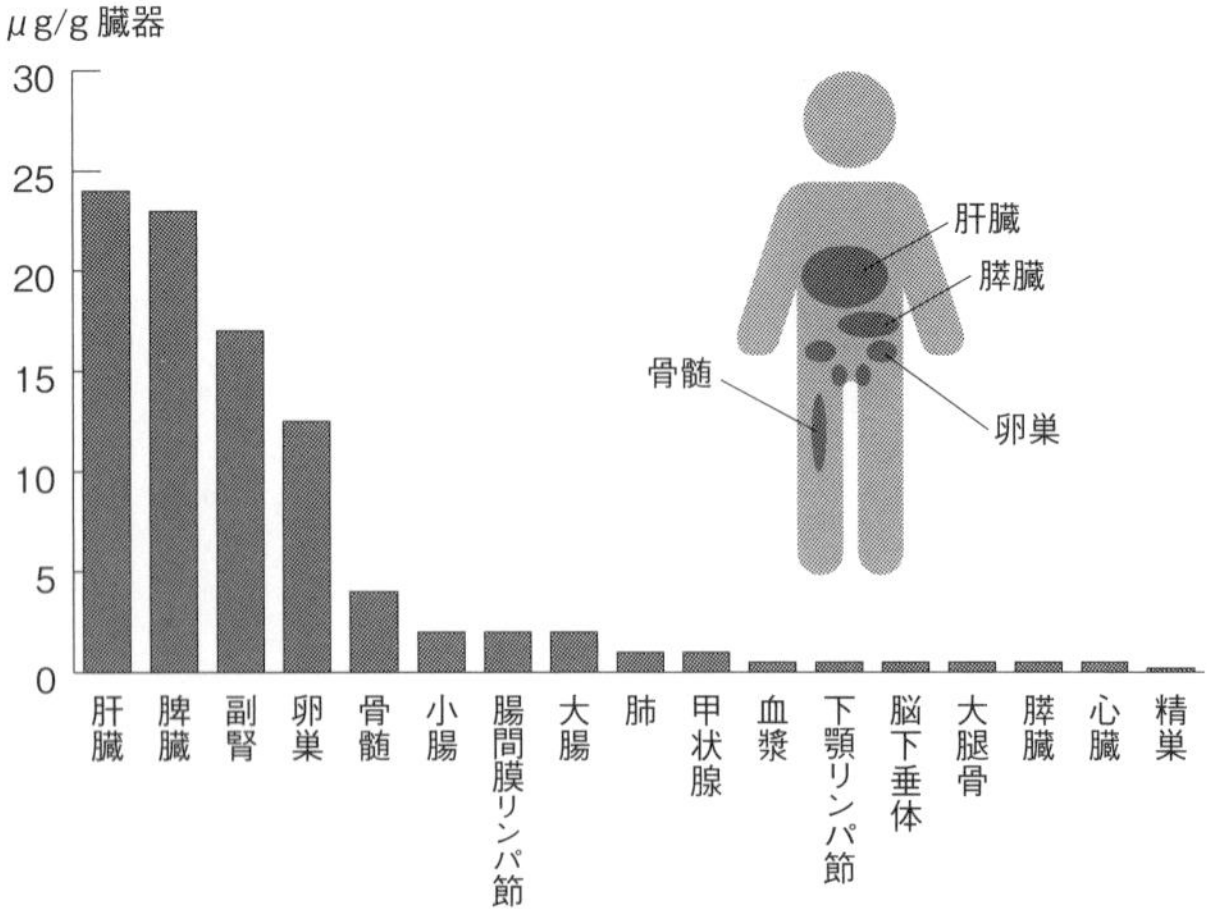

図5-4　mRNAワクチンは重要な臓器に蓄積

ワクチン承認関係書類（⑭）に基づくmRNAワクチンのLNPが局在する臓器の部位を示す（接種48時間後）。これらの体外排出は不明であり、半永久的にこれらの臓器に蓄積する可能性が高い。

細胞分裂の場として重要な役割があり、ポリエチレングリコールの蓄積による細胞分裂が阻害されることが懸念されます。

細胞膜に取り込まれたポリエチレングリコールは、細胞周囲の水の構造を変える働きをします。その結果として、これらの臓器から検出される波動に変化を引き起こします。

実際にワクチン接種者にメタトロンによる波動測定を行うと、肝臓や卵巣の各部位から細胞の分裂阻止の徴候を示す波動が出ていることが確認されました。卵巣においては、卵丘の細胞にも細胞分裂阻止の波動が確認されます。卵丘は、卵母細胞が減数分裂をして卵子に発育する場です。

これらのデータは、ＬＮＰの蓄積と関

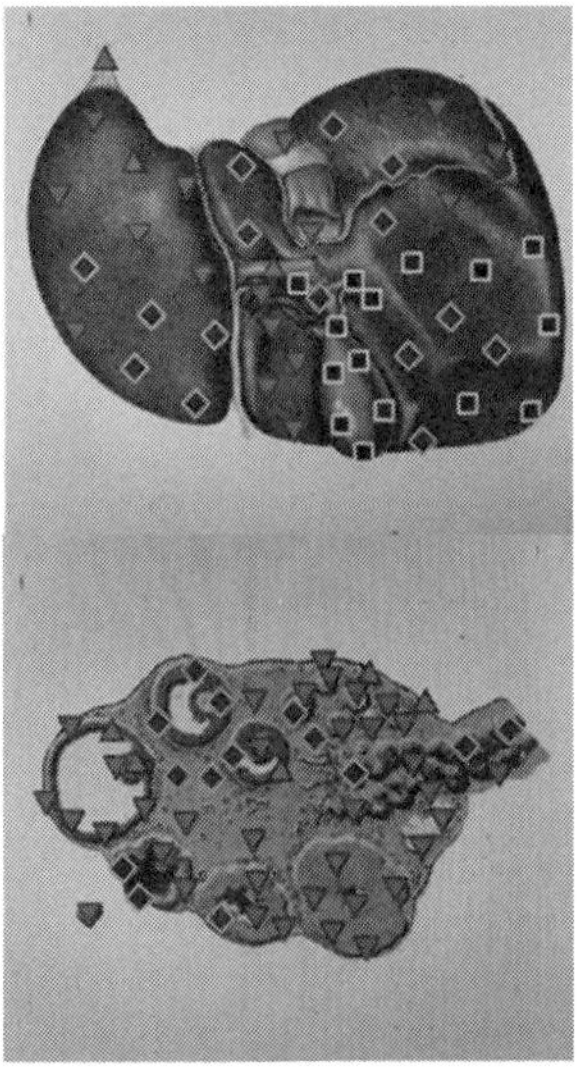

図5-5　mRNAワクチン接種による変化

臓器に対する影響を調べる目的で波動測定器（メタトロン）により、肝臓（上）、卵巣（下）における波動の変化を調べた。黒◆■は細胞の変化を表す波動が出ていることを示す（mRNAワクチン4回接種の20代女性の事例）。

係している可能性があります。

免疫系への影響

感染症に対する免疫力を高めるのが、ワクチンの目的のはずです。しかしながら、免疫系は生活環境とのバランスで調整されるようにできています。環境中の微生物が増えたときには、これに対応できるように免疫系が強化されます。ワクチンによって人工的な免疫増強をすることは、自然とのバランスを壊します。

ワクチンには、免疫応答を強化するための補助剤であるアジュバントが添加されています。

これまでのワクチンでは、アルミニウムや界面活性剤などが使われていました。遺伝子ワクチンにおいては、遺伝子の中に免疫応答を高める構造が付加されています。

このような方法で無理やり免疫応答を高めて抗体を作り出すことで、免疫系を柔軟に調整する仕組みがうまく機能しなくなります。その結果として、自分を攻撃する自己免疫という状態が発生します。

本来であれば、自己の成分に対する免疫応答は、一定レベル以下になるように調整されていますが、アジュバントにより無理やりに免疫力を高めた結果として、免疫系を制御する仕組みに不具合が発生し、免疫系が制御できなくなっているわけです。ワクチンの目標とは別の病原体に対する免疫応答は、正常に反応できなくなることと関係します。

ｍＲＮＡワクチンの成分であるＬＮＰが、免疫系に関わる重要な臓器である脾臓、副腎、肝臓、骨髄などに蓄積し、これらの臓器の機能が低下することが予測されます。ワクチン接種により病原体に対する免疫力が高まるという期待とは反対に、免疫力が低下する可能性の方が高いのです。

感染症に対する免疫力を高めるためにワクチンが必要という発想をこそ、改める必要があります。

体のアンバランスを引き起こす

ｍＲＮＡワクチンは、上腕部の筋肉内に注射されます。注射されたＬＮＰは全身を巡りますが、最も多くの量が蓄積するのは注射部位である筋肉です。その結果として、ＬＮＰ周囲の環境に変化が起こります。これは、ＬＮＰの細胞癒合を起こす機能と関係します。

体中の筋肉は、連動して動くように神経系がプログラム化されています。足と手の筋肉も連動しており、右足と左手、左足と右手がそれぞれ連動しています。左腕にＬＮＰのような脂質を滞留させると、その影響は右足に及びます。滞留したＬＮＰのポリエチレングリコールは神経系にも影響するので、右足の動きに関係します。特に右足の筋肉系の交点にあたる右膝には、影響が出やすくなります。

加齢に伴って体のアンバランスが起こりやすいことが、これまでの常識でした。これからは、ｍＲＮＡワクチン接種が引き起こす体のアンバランスが増えるために、高齢化社会の問題の象徴であった膝や関節の痛みが、若年齢化することが懸念されます。

ワクチン承認書類においても、接種後一ヶ月後における関節痛や筋肉痛の有害事象が約５％の人に発生することが報告されています。一ヶ月以降のデータが存在しないために、これらの有害事象がどのような経過をたどるのかは不明です。

筋肉痛や関節痛は生命に関わる重篤な症状の中には入っていませんが、日常生活に大きな影響を与えます。

重要な情報を公開する意味

2015年、ビル・ゲイツがTED（カンファレンス）で、ワクチンを使った人口削減についての講演を行い話題になったことがあります。その内容を受け、人口削減ワクチンがいずれ登場するのではという危惧を抱いている人も多くいました。

今回のコロナワクチンは、この人口削減ワクチンではないかと疑う向きもあります。mRNAの成分であるLNPが重要な臓器に蓄積することは、これまで述べてきた通りです。ワクチン承認書類はインターネット上で公開されています。その中には黒塗りで閲覧制限されている部分もあります。秘密を守る上で問題がある部分を隠して、公開しているのです。

このような状況の中で、卵巣にLNPが蓄積するという情報は、黒塗りされることなく公開されています。しかも、卵巣に蓄積する量まで数値データが公開されています。

誰でも閲覧できる形で重要な情報が公開されていることに注目すべきです。国民に知らせるべき情報として、あえて公開している可能性があります。

mRNAワクチンの本当の目的は、このワクチンの設計者や企画を行った人たちの手中にあります。これらの情報が高度な秘密であったとしても、全くの非公開であれば、後で大きな責任問題になります。そのために、重要な情報はすでに公開されていると考えることができます。重要な情報の公開により、問題が発生した時に、ワクチン接種者の自己責任となる可能性があります。

したがって、公開情報の中の重要な情報を見極めることが必要です。特に、ワクチンメーカーや厚労省から出されている情報には要注意です。

テレビや新聞のようなマスコミ情報に惑わされることなく、これらの公開情報をいかにして読み解くかが大切なのです。

不妊を誘導する機能

卵巣は、卵母細胞が減数分裂して卵子を作る臓器です。減数分裂の場として卵丘という構造が作られますが、この時に細胞分裂を繰り返します。減数分裂は、細胞分裂の中でも最もデリケートな反応です。この減数分裂が起こる場としての機能が、卵巣の最も重要な働きです。

このような卵巣の機能は、胎児期から始まっていると言われています。したがって、卵子形成の影響が表面化するのは非常に時間がかかります。ワクチン接種の影響が出てくるまでに、少なくとも10年から20年後の期間が必要かもしれません。この点に関しては、薬害の催奇形性

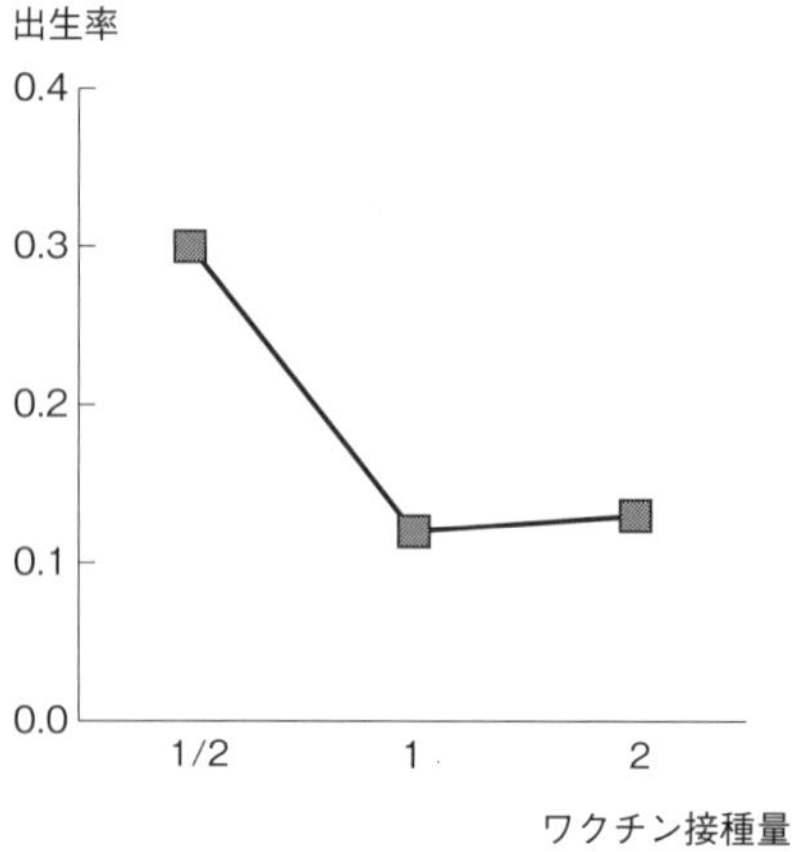

図5-6　ワクチン接種と出生率

ワクチン接種が出生率にどのような影響を与えるかをICR系統の4週齢マウスを使って調べた。P社のmRNAワクチンを人の体重に換算（1/2、1.2倍）をして雌マウスに接種したのちに、雄と自由交配させ出生率を調べた実験結果。

が妊娠期間において影響することとは異なっています。

仮に、妊娠中の女性がワクチン接種を受けて正常に出産したとしても、卵子の発達が正常に行われるという保証はできません。両者は全く別物であると考えたほうが良いのです。

mRNAワクチンの毒性は、接種回数が増えるにつれて血管や特定の臓器などに蓄積していきます。そのために、子どもへの接種に対する影響は、大人に対するものよりもさらに大きくなるはずです。

実際にLNPが卵巣に蓄積することにより、卵巣の機能に影響を及ぼす可能性があります。この点に関しては、実証実験によって調べる必要があります。

P社のmRNAワクチンが妊娠に対し

てどのような影響があるのかを、マウスを使って調べた実験結果を図に示します。

この実験においては、4週齢のマウスにP社のmRNAワクチンを臀部の筋肉内に接種しました。そして、8週齢に達した時点において雄と自由交配させ、14週齢までに妊娠したマウスの割合を調べました。

その結果、妊娠したマウスの割合は、通常の場合に比較して4分の1程度にまで低下しました。出生したマウスには奇形などは見られず、催奇形性は確認できませんでした。また、出生したマウスも、妊娠適齢期に交配させると妊娠する能力が確認されました。

完全に不妊になるわけではないものの、妊娠に対する影響は否定できないようです。マウスによる実験では、知能や運動能力に対する影響を十分に調べることは不可能です。

マウスの実験結果がヒトの場合に当てはまるかについては、不明な点があります。実際にヒトにおいてどのような影響があるのかについては、接種した結果を見ないとわかりません。実際に接種を受けていなくても、周囲の接種者からの影響を受ける可能性もあります。

このように、今回のmRNAワクチン接種は、壮大な人体実験という色彩が強いのです。接種者の出生率だけでなく、社会全体としての出生率の変化については、今後数十年のレベルで検証を続けていく必要があります。

子どものワクチン接種は意味があるのか

子どもが感染症にかかりやすいのは、免疫力が十分に発達していないことが原因です。子どもの頃は、免疫力の重要な役割を果たすリンパ系が十分に発達していません。そのために、病原体排除に対する免疫力を引き上げることができないのです。その結果として感染症を発症するわけです。

子どもへのワクチン接種は、人工的に免疫力を引き上げることによって免疫力の不足をカバーしようとする考えが基本になっています。

しかし、子どもの免疫力の不足は、免疫系の基本であるリンパ系の未発達が原因です。ワクチンによって人工的な免疫を引き上げるためには、リンパ球の役割が重要です。ワクチンによって人工的に免疫を引き上げようとしても、リンパ系が未発達であるために限界があります。

ワクチンのような人工的な方法で引き上げることができる免疫力は、天然の病原体に対応するための免疫力の増強と比較して、極めて限定的なものにしかなりません。したがって、リンパ系の未発達な時期である子どものワクチン接種により、免疫力を感染防御に必要なレベルにまで人工的に引き上げることは、理論的にも無理があるのです。

免疫力が発達すると、自然に感染症にかかることは少なくなります。

ウイルスとワクチンはどちらが危険か？

ウイルスとＬＮＰはどちらも、細胞に取り付いてｍＲＮＡを細胞内に送り込むという性質を持っています。そして、ｍＲＮＡの遺伝情報をもとにしてウイルス蛋白を作り出すことも共通しています。つまりウイルスとＬＮＰは、宿主の細胞に侵入するという面で、非常によく似た性質を持っているのです。

しかし、いくつかの点で異なっている面もあります。

一つ目は、攻撃対象の細胞です。気道感染症を引き起こすウイルスは、気道上皮細胞に取り付きます。それに対してＬＮＰは、血流に乗って血管内皮細胞や血管から滲出した後に、周囲の細胞や炎症性細胞などに取り付いて細胞内に侵入します。

二つ目は、細胞内に遺伝子を送り込む仕組みです。ウイルスはタンパク質の殻の中に遺伝子を持っており、細胞内へ遺伝子を送り込む場合に、殻が細胞内に侵入することはありません。また、遺伝子を細胞内に送り込む場合に、細胞膜への影響は一時的なものです。細胞膜と融合する危険性は少なく、そのためにダメージがあったとしても回復しやすいのです。

これに対してＬＮＰは、血管の内皮細胞のような寿命の長い細胞の細胞膜に融合する可能性があり、こうなったら元の状態に戻すことは不可能です。

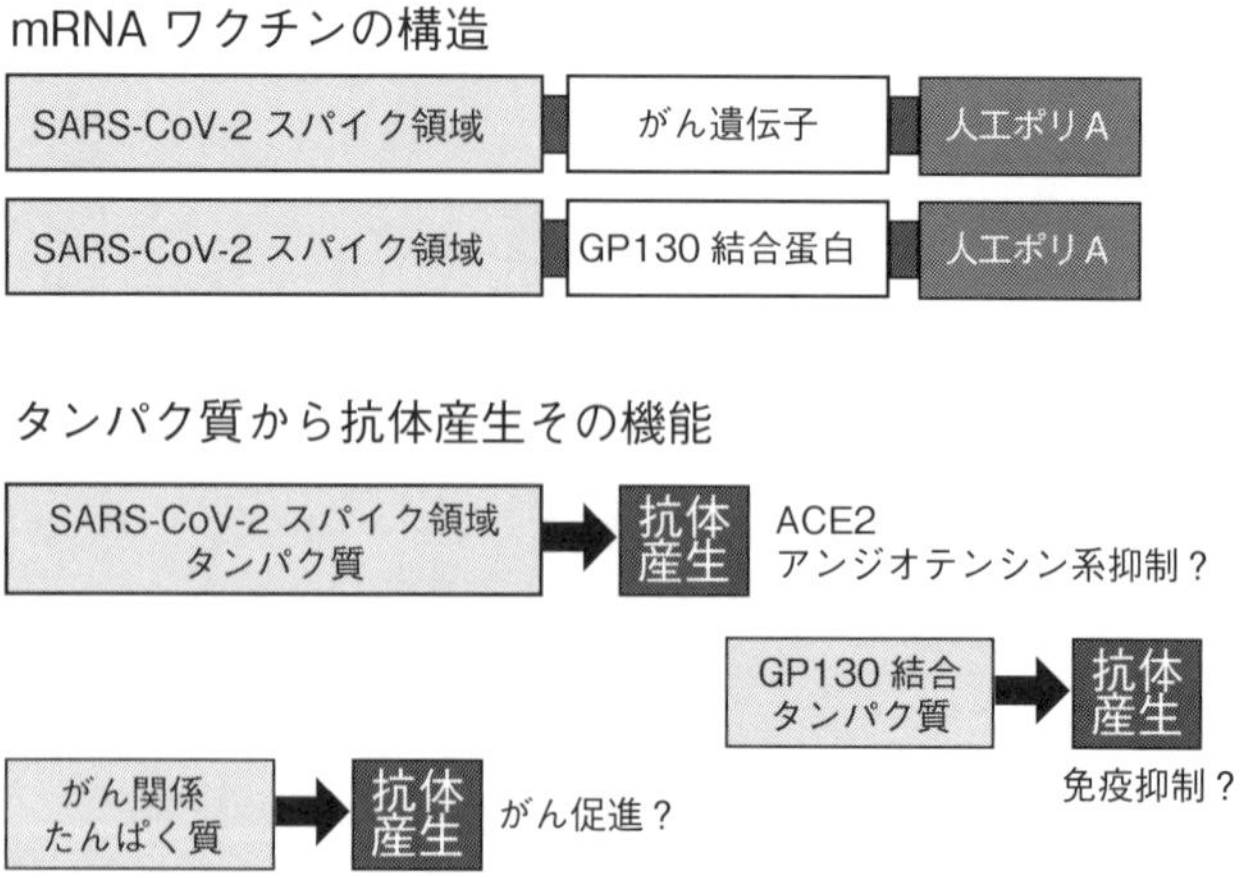

図5-7　mRNAワクチンの遺伝子構造と産生されるタンパク質と抗体の作用

mRNA ワクチンには特別な塩基が使われており（⑮）、3種類のタンパク質とそれぞれのタンパク質に対する抗体ができる。これらがどのような機能を持つのかを予測することは困難である。

三つ目は、細胞内に送り込まれる遺伝子です。気道感染症を起こすウイルスであれば、ウイルス自身を複製するための遺伝子です。これに対してmRNAワクチンの場合、このワクチンの設計者の意図に依存します。一応ウイルスの遺伝子の一部であるとされていますが、本当にウイルスの遺伝子の断片であることは証明されていません。

これらの遺伝子が何を意図したものであるのかについては、詳細は不明です。実際に何が起こるのかは、何年か何十年経たないとわからない面があります。

また、mRNAワクチンの遺伝子構造は、組み換え遺伝子です。SARS−CoV−2のスパイク領域の遺伝子とがん遺伝子、そしてｍＲＮＡの機能を果たすためのポリＡ配列の３つが繋がったキメラ遺伝子です。特殊な構造になっていて、がん遺伝子がＧＰ１３０結合蛋白と置き換わったものとして働く場合がある仕組みが導入されています。

したがって、ｍＲＮＡの組み換え遺伝子から、スパイクタンパク質、がん関係のタンパク質、そしてＧＰ１３０結合タンパク質の３種類のタンパク質が作られます⑮。これらの抗体がそれぞれ作成されると、ＡＣＥ２というホルモン系の調節、がんの促進、ＧＰ１３０結合タンパク質の抑制による免疫系の抑制などが起こる可能性があります。

これらの機能が全て起こるということではなく、抗体がどのくらい作られるかによって変わってきます。複数の要因が関わっているので、どのような現象が起こるのかは不明です。

このような不確定な要素があるために、このｍＲＮＡワクチンの接種の結果どのような事象が発生するのかは、正確に予測することは不可能です。

シェディングという現象

シェディング（伝播）によって、ｍＲＮＡワクチンの影響が周囲に及ぶという話があります。これに関することは、Ｐ社の資料にも書かれています⑰。シェディングの本態については諸説がありますが、ポリエチレングリコールによる影響が無視できません。水の影響は、波動によって周囲に伝わるからです。

ポリエチレングリコールには細胞の分裂を阻害する働きがありますが、これは細胞に対する毒性とは性質が異なり、細胞周囲の環境を変えて細胞分裂に影響するものです。

細胞周囲の環境は、水によって作られています。水は、H_2Oという化学式で表されますが、実は非常に複雑な形を作っています。同じ水でも、プラスチックのコップとガラスのコップでは味が変わります。お茶をプラスチックの茶碗で飲んでも美味しくありません。お茶は陶磁器で飲むことで本来の味わいが出ます。これは、単に見かけ上の問題だけではありません。

ポリエチレングリコールによって、水はいわば、特殊なプラスチックのコップの水の状態になってしまいます。これによって、細胞分裂における影響が出るのです。また、各種の酵素反応や免疫機構、そして味覚・嗅覚などにも影響を及ぼします。

周囲への影響は不明な点が多いのですが、体のアンバランス状態が波動を通じて影響するために、かなり広範囲に影響が及ぶ可能性があります。ウイルスやタンパク質のような物質でないので、その影響を防ぐには自身の体の波動バランスを保つことが必要です。この点は、接種者における対策と類似しています。

あらゆる生命は、水がなくては生きていくことができません。健康を維持するために、水のことにもっと関心を向ける必要があります。その意味でｍＲＮＡワクチンは、水を悪くする物質です。生命に適合しない水を、体内で作り出すのです。

第6章　有害事象と副反応

有害事象だけが科学的な観察データになる

有害事象は、ワクチン接種後に起こる有害な事象について、ワクチン接種との因果関係は考慮せず主な症状別にデータを集めたものです。

ワクチンを接種した群とワクチンを接種しない群に分けて、発生した有害事象を両群の間で比較することにより、ワクチン接種の効果を検証することができます。ワクチン接種群の有害事象がワクチン非接種群より下回れば、ワクチン接種により有害事象の発生を避けることができたことになります。この場合の有害事象は、感染症によるものとは限りませんが、ワクチン非接種群の有害事象からワクチン接種群の有害事象を差し引いた減少分は、ワクチンの効果ということになるはずです。

もし、ワクチン接種自体が有害事象を起こすのであれば、ワクチン接種群の有害事象の発生数が非接種群を上回ることになります。

有害事象の観察には医師の主観的な判断が入りません。あくまで客観的な観察によるものです。その点では自然観察に似ています。観察者の判断を入れないで、客観的な視点により自然の現象を観察するのが自然観察です。

医師による診断には、一定の割合で必ず間違いが起こります。特に今回のワクチンの有効性判定においては、診断による間違いが起こる要素が山積しています。

新型コロナウイルス感染症の症状とされているものは、他の感染症と類似しています。したがって、症状から他の感染症と区別することは不可能です。PCR検査も同様です。遺伝子の類似性だけでは、何の遺伝子を検出しているのかは不明です。

医師の診断による有効性判定とは別に、有効性判定を行う方法があります。ワクチン接種群において、有害事象の発生数が減少することを証明する方法です。

この点に関しては、感染実験による効果判定と似ています。実験動物を使った病原体の感染においては、病原体の検出は行いません。感染実験により有害事象が発生すれば、この有害事象は病原体に起因すると考えるわけです。他に実験動物を死に至らしめる要因がないので、死の原因を感染実験に用いた病原体と考えることができるのです。また、ワクチンの効果によっても、病原体に起因する有害事象であると示すことができます。もし、ワクチン接種によって有害事象の発生数が減少したのであれば、ワクチン接種が有害事象の発生を抑える効果が直接的に証明されます。

有害事象の発生数の増減を調べることにより、病原体を検出する方法がない場合でも、ワクチンの効果を調べることができます。ワクチンが有効性ありと判断された場合には、ワクチンの有効性から、まん延している病原体を間接的に知ることができる可能性もあります。

したがって、ワクチンの有効性を調べる方法としては、有害事象の減少を指標とすることが最も科学的な方法です。しかも、そのワクチンが対象としている病原体が本当にまん延していることも、証明できる可能性もあります。

もしこの方法で有効性を証明できないとすれば、ワクチンに有効性が無いか、あるいはワクチンが対象としている病原体がまん延していないかのどちらかです。その一方で、ワクチン接種によって有害事象の発生数が多くなったのであれば、ワクチンは病原体として働いていることが明らかになります。

したがって、今回のワクチン承認書類において最も重要なデータは、有害事象の発生数です。この発生数を比較することにより、このワクチンの問題点が見えてきます。

有害事象の分類法が有効率の秘密

P社のワクチンの場合、第1回接種後51日目（2回目接種から1ヶ月後）における4万名の全てのデータが公表されると、その問題点が明白になります。この4万名の有害事象の分類データに重要な意味があり、有害事象の原因別・個人別のデータが治験の最も重要なポイントです。しかしながら、ワクチン承認書類には記載がありません。

有害事象と副反応は接種後51日目のデータを使っていますが、有効性の提示のためには経時的に確定診断数の推移を示すというように使い分けているのです。

実際に発生した有害事象は、ＣＯＶＩＤ19の症状、ワクチンの副反応、そしてそれ以外の感染症の症状などに分類されます。同じ有害事象であっても、ＣＯＶＩＤ19の症状であると判定されるものが減少すれば、ＣＯＶＩＤ19の確定診断数が減るのです。確定診断数が減れば、有効率は上昇します。

このように、ワクチンの有効率のデータは、有害事象の分類の仕組みと密接に関係しています。発症抑制とは、有害事象の分類が変わることによって、そのカテゴリーに属する有害事象が減ったということにすぎないと考えられるのです。この分類の詳細が判れば、発症抑制の意味が明らかになります。

もし、本当に発症抑制効果があるのなら、有害事象の発生数が減少するというデータが必要です。視覚的なグラフによる確定診断数の推移は、分類された有害事象の推移を示しているにすぎず、ワクチンの有効性を反映したものではありません。

「有効性95％」は二次情報に基づく仮説にすぎない

ある有害事象について、感染症の症状であるとか、ワクチンの副反応であるとかを診断によって決定する行為は、科学では仮説を立てるという行為に相当します。科学では、仮説は実証実験を行って証明を行いますが、医師の診断では、仮説が正しいものとして医療行為が行われます。治験におけるＣＯＶＩＤ19の確定診断も仮説です。

有害事象の数は観察データそのものであり、一次情報です。客観的なデータです。一方、副反応は、医師が一次情報を判断して分類したものであり、二次情報です。医師の主観的な判断が入ります。

医師という専門家が判断したから間違いはないはずというのが、一般的かもしれません。しかし実際には、一次情報に基づいた仮説による主観的判断の二次情報に過ぎません。

有効率の数値は、医師の診断結果を集計して出された数値です。そのために、有効率は二次情報のデータであり、仮説の集合体です。

それに対し、有害事象の発生数には仮説が入りません。したがって、有害事象の発生数は一次情報のデータです。科学は一次情報に基づいて仮説を立て実証実験を行います。

有効率95％は仮説によって作られた二重仮説です。この仮説が正しいのかを判断するためには、実際に多くの国民に接種した結果を見れば明らかです。そもそも、二重化説に基づく実証実験には意味がありません。

一次情報に基づいた仮説は、「このワクチンは治験において有害事象を多く発生させるものである」ということです。その時点で、ワクチン接種を大規模に行うという選択肢はあり得ないはずです。

二次情報であるワクチンの有効性を信じて、大規模にワクチン接種を実践した時に何が起こるかは、最初から予測されていたのです。

本当のことは有害事象からわかる

ワクチンの有効性は、有害事象を減らすことを指標として算出すれば、間違いなくワクチンの効果であるということができます。しかしながら実際には、ワクチン接種により有害事象を減らせるというデータは、ワクチン承認書類のどこにも存在しません。

これまでのワクチン承認の手続きにしたがって、今回のワクチンの承認も行われました。データの上から見ると、これまでのワクチン承認書類以上のデータが揃っています。その意味では、ワクチン承認の手続き上に問題があったということではありません。

その一方で、ワクチン承認の手続き自体の問題や、ワクチン評価の仕組みなどに本質的な問題を抱えています。しかし、ワクチン承認の制度を見直すことは簡単ではありません。その改革をしなければならないという特別な状況が発生しない限り、これまでの制度を踏襲することになります。

今回の場合は、これまでのワクチンとは全く異なる遺伝子ワクチンが使われました。新しい原理に基づくワクチンであり、これまでのワクチンとは異なった新しい問題が発生することは、容易に予測できました。

ところが新しい問題点については、ワクチン承認の過程においては十分に検討をする仕組みが存在しません。実際のワクチンの問題が発生しているわけではないので、ワクチン承認制度を見直す必要性があるという証拠もないのです。

このような背景があるために、今回のワクチン承認書類には、これまでのワクチンよりも詳しいデータが出された可能性があります。有害事象の発生については、審査の内容には直接影響していませんが、副反応のデータと併記する形で公表されています。これにより、ワクチン承認の結果とは別に、ワクチンの問題を知ることができるようになっています。

これを国民が理解するべきであるということかもしれませんが、とてつもなく高いハードルが課されているようです。

有害事象がワクチン効果判定に使われない理由

有害事象の発生数を減少させるという指標により、副反応についての知見も客観的なデータとして収集できます。しかも、この方法では病原体の検出が必要ありません。ウイルス感染においては、感染によってウイルスが増殖するのは宿主の細胞内です。確実に細胞内の病原体を検出する方法は存在しません。したがって、病原体の検出が不要なことは大きな利点です。

しかし、有利な条件があるにもかかわらず、このような方法でワクチンの有効性を調べることはほとんど行われません。その理由は簡単です。この方法は客観的な評価結果が出るために、融通が利かないのです。もし、ワクチンに有効性がなければ、はっきりと有効性なしという結果が出ます。また、実際に感染症がまん延していなければ、やはり有効性なしという結果が出ます。

実際にワクチンの有効性がないのであれば、これを実用化する必要はありません。また、感染症のまん延がなければ、ワクチンは不要のはずです。

そもそも理論的に、ワクチンという方法によって感染防御免疫が誘導できない場合には、有効なワクチン開発は不可能です。二度なし免疫が成立する感染症でなければ、基本的にワクチンという方法で実用的な感染防御免疫を誘導することはできません。二度なし免疫が成立する感染症では、ワクチンは無くても集団免疫が成立します。免疫力が備わっていない乳幼児には、ワクチンによっても免疫力を付けることはできないのです。

そのために、ワクチンによる感染症対策という発想は、極めて限定的なものしか対象とならないはずです。

有害事象を起こすワクチン

今回のワクチンは、有害事象の発生数が極めて多いという特色があります。しかも、この有害事象はワクチン接種後1ヶ月後においても継続しているのです。

P社の場合には、1回目接種から21日後に2回目を接種して、その1ヶ月後の有害事象が数多く報告されています。初回のワクチン接種から51日あたりです。その後の有害事象がどのように推移するのかについての詳細は不明ですが、ワクチン接種から1ヶ月経ってもこの状態ですから、かなりの数が継続していると推察されます。

ワクチン接種群では、プラセボ群の有害事象よりも、5~15倍もの有害事象が発生しています。これらの症状の発生数は、接種後7日目と1ヶ月では大差はありません。発熱に関しては、接種後7日よりも接種後1ヶ月において、発生数が2倍ほどに増えています。

M社の場合は、プラセボの設定がP社と異なるようです。また、1回目接種後28日のデータ

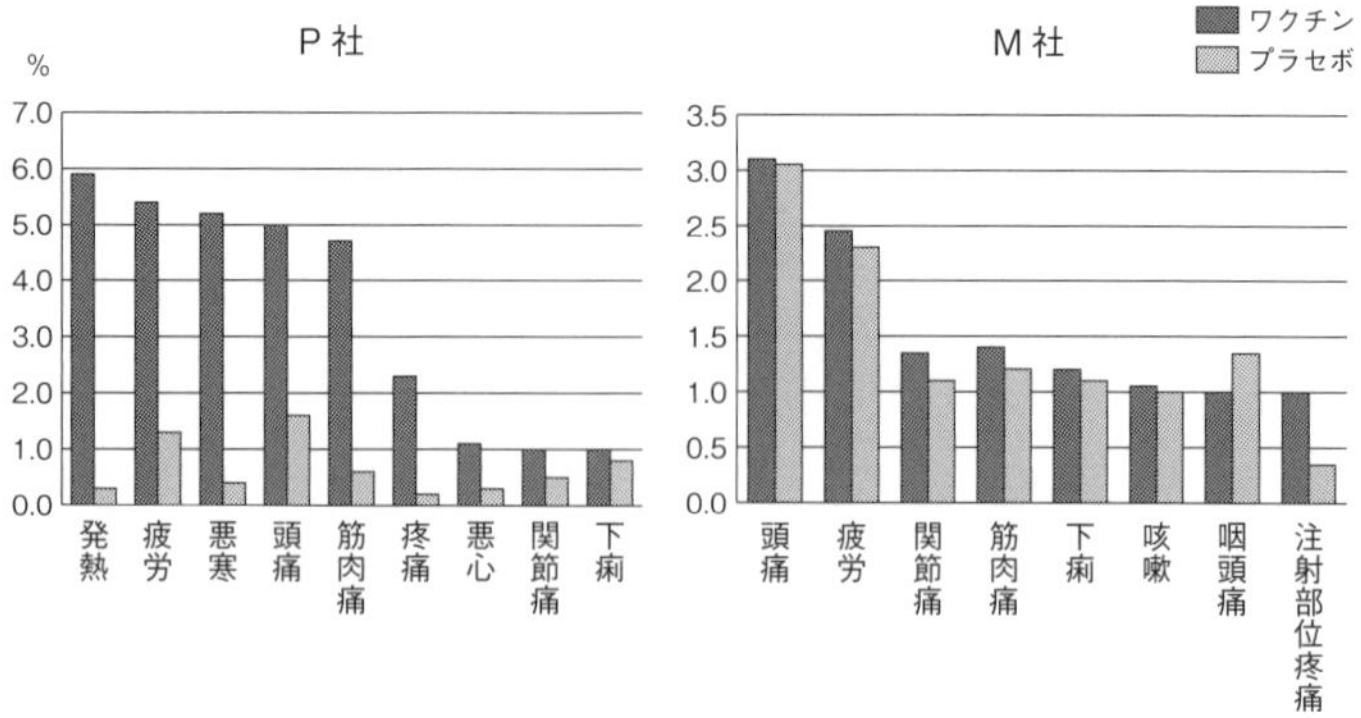

図6–1　治験における有害事象の発生数

mRNA ワクチン治験に発生した有害事象（P社：2回目接種から1ヶ月後、M社：初回？接種から28日後）の全接種数に対する各有害事象の発生割合を各社別に示した（⑨⑫）。

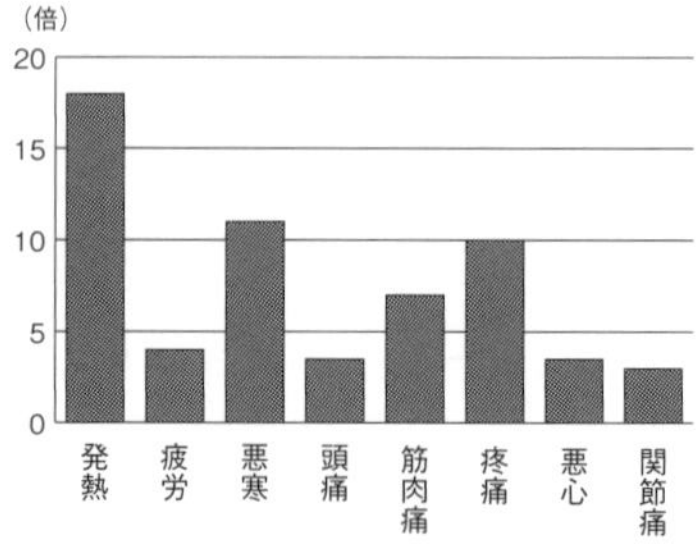

図6–2　ワクチン接種による有害事象の発生数

ワクチン承認書類（⑫）における有害事象の発生数を、ワクチン接種群とプラセボ群の比率で表した。

の可能性が高く、P社のデータと同列に扱うことはできません。プラセボ群においてもワクチン群とほぼ同様の有害事象の発生が見られます。いずれもP社のプラセボ群より極めて高い有害事象を発生させています。したがってM社のプラセボは、mRNAを含有しないLNPを使用していると考えられます。

これらのデータから言えるのは、ワクチン接種により有害事象の発生を抑制するどころか、有害事象を発生させるだけの働きしかしていない可能性が高いことです。また、M社のプラセボ群が有害事象を多く発生させていることから、LNPがこれらの有害事象の発生の原因であることを示唆しています。

P社とM社のワクチン接種後の有害事象を比較することにより、ワクチンが高い確率で有害事象を起こす性質があることは明らかです。発症を抑制するワクチンということで全国民に対して接種勧奨が行われましたが、ワクチン承認書類からは、発症抑制効果は確認できません。この書類から確認できるのは、このワクチンが大量に有害事象を発生させるという事実です。

発症予防効果は、あくまでワクチン承認の手続きにしたがって出された結果に過ぎません。医学や科学の立場から、その効果が証明されたということではないのです。

いわゆる学問としての真実と、公衆衛生に関する行政の行っていることは、必ずしも一致しないところがあります。できるだけ両者が一致することが望ましいのですが、学問としての真実も一つに定まっているわけではありません。本当の真実は、「神のみぞ知る」の世界です。

このワクチンを接種しても、少なくとも被接種者には健康上の利益がないだけでなく、多くの有害事象が発生することは、最初からわかっていたのです。実際にやってみないとわからない、ということではありません。

mRNAワクチン特有の有害事象が蓄積する

mRNAワクチンの成分であるLNPが血管内部を覆っている内皮細胞という細胞膜の構造に入り込み、蓄積する可能性について、これまで述べてきました。血管の内皮細胞は、長期間にわたって入れ替わることがないために、今回のmRNAは、蓄積型の有害事象を考慮する必要があります。今後どのような形で有害事象が現れるのかについては、データが全く存在しないので、予測するしかありません。

また、接種回数を重ねるごとに、有害事象が蓄積されることが懸念されます。これまでの水溶性のワクチンとは異なる性質があることについて、知っている人はほとんどいません。

現在このmRNAワクチンの有害事象が表面化しているのは、主に高齢者です。高齢者においては、他の持病を抱えていて、それに対する薬物療法を受けている人が多いはずです。そのような場合には、LNPの影響が早く出ることが予測されます。

若年者の接種者においてもLNPの蓄積は起こっているはずです。年齢が若いほど、LNP

の影響を受ける確率は上がります。若年者のｍＲＮＡワクチン接種者の影響は不明なことが多いのですが、卵巣や副腎などへの蓄積の影響が懸念されます。

このｍＲＮＡワクチンの有害事象は、その人の寿命の間に出現する事象の合計です。したがって、若年者のｍＲＮＡワクチンの有害事象については、今後何十年かの年月を経て観察を続けないと、本当の問題点は判りません。卵巣への影響に関するデータも、今後数十年をかけて検証する必要があります。

ただ、有害事象の出現確率が、接種回数を重ねるごとに上昇するのは間違いありません。今後どのような有害事象が表に出てくるのかも予測がつかないのです。

水溶性で代謝されてしまうワクチンであれば、有害事象が蓄積することは、それほど考える必要はありません。しかし、ｍＲＮＡワクチンのように、脂溶性で蓄積性のあるものによって引き起こされる有害事象は、年齢を重ねるごとに蓄積していきます。ｍＲＮＡワクチンの種類が変わっても、ＬＮＰの基本的な性質は同じなので、有害事象は全てのワクチンの累計として蓄積されていきます。

副反応の本当の問題

ワクチンの副反応が問題となっています。有害事象は、ワクチン接種後に起こるワクチン接種との因果関係は問わない有害な事象です。その一方で副反応は、ワクチン接種と因果関係がある有害な事象です。

ワクチン接種後に死亡したという有害事象が、ワクチンの副反応であると認定されないことが話題となっています。しかしながら、大学や一般の医療機関において、実際に発生した有害事象とワクチン接種の間に因果関係があることを証明するのは困難です。実証実験を行う必要があるからです。特に人体実験を行うことは、実質的に不可能です。

そのために、副反応であることを示すには、ワクチンメーカーのデータに依存することになります。実際の実証実験結果がワクチン承認書類に記載されている治験のデータです。

mRNAワクチンの副反応は、一般の感染症の症状と類似したものがほとんどです。ワクチンの副反応の中で、感染症などで一般的に見られる症状と類似しているものについては、ワクチンが原因であるとは言い切れません。M社では心筋炎の発生が報告されていますが、因果関係があると証明されているわけではありません。

ワクチンの治験中の死亡例も報告されていますが、ワクチン承認書類では、ワクチン接種との因果関係は見つからなかったとされています。したがって、仮にワクチン接種後に死亡したとしても、ワクチン接種と死亡との因果関係が認められる可能性は極めて低くなります。ワクチンメーカーが、ワクチンの副反応として死亡という有害事象を認定していないのです。建前上は、このワクチン接種を原因とする死亡は存在しないという解釈が成り立つのです。

副反応と感染症の判別は不可能

今回のワクチン接種により発生する有害事象は、ワクチン承認書類から確認することができます。その多くは、感染症の症状と類似しています。

有害事象の代表である発熱の原因には、つぎのようなものが考えられます。

①ワクチンの副反応による発熱
②ワクチンの引き起こす免疫低下に起因する感染症等による発熱
③他のワクチン接種者からの影響による発熱

P社のワクチンの場合、治験者の中で発熱を起こした者は、ワクチン投与群が大部分を占めています。ワクチン投与群1200名に対し、プラセボ投与群では60名に過ぎません。発熱者の95％はワクチン投与群から発生しており、5％がプラセボ群です。発熱の原因について、本当のことは誰にもわかりません。

紛らわしい有害事象は、確定診断にも影響します。有害事象が紛らわしいために、ワクチンの有効性の誤差も大きくなることが避けられません。

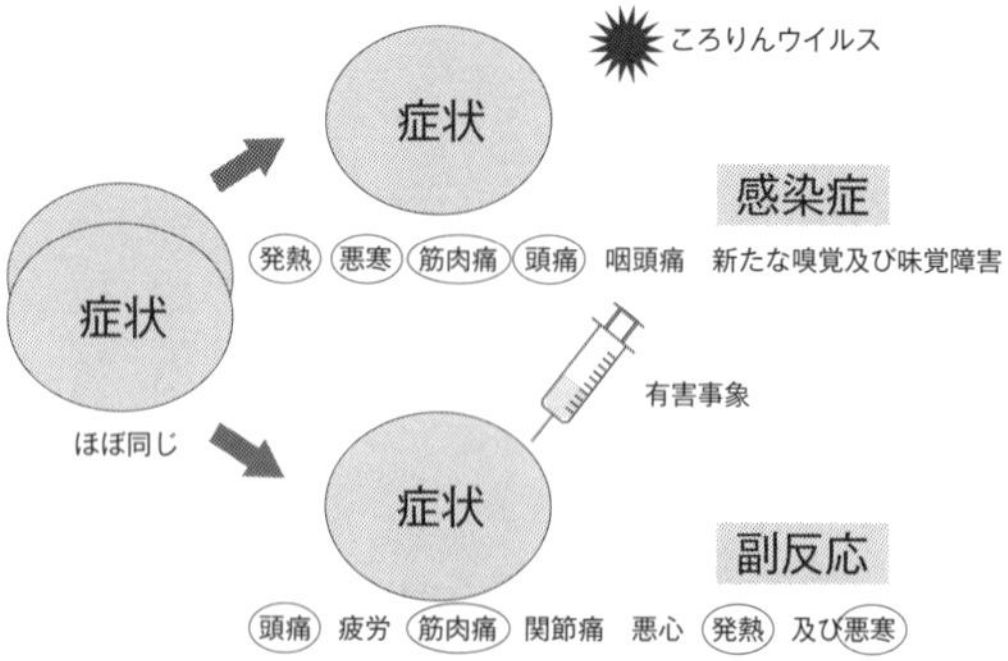

図6–3　感染症とワクチンの有害事象の類似性

感染症の症状とワクチンの有害事象が類似しているので、感染症とワクチンの有害事象を区別することは不可能である。確定診断に使われる感染症の症状（⑫）と、ワクチンの副反応の症状（⑫）と共通するものを○で囲んでいる。

症状の原因が病原体なのか、ワクチンの副反応なのか、あるいは全く別の原因かは、誰にもわかりません。実質的には、診察により医師が症状の原因を特定しているわけです。

一般の医療の現場では、症状の原因を正確に特定することは実際にできていなくても、対症療法で対応することは可能です。しかし、ワクチン承認のための治験においては、症状が本当にワクチンの対象としている病原体に起因しているのかを特定できていないと、不正確なデータになってしまいます。

ワクチンの副反応が強ければ強いほど、そして持続的であればあるほど、感染症の症状か、ワクチン成分に起因した発熱なのか、ワクチンによる免疫系の異常が引き起こす発熱なのか、ワクチンによる免疫力の低下の結果としての何らかの感染症による発熱なのか、いろいろな可能性が出てくるわけです。それぞれの反応系が複雑系なので、お互いに明確に区別することも難しく、ワクチンの副反応と感染症の判別は実質的に不可能なはずです。

重篤な問題は隠されている

ワクチンの治験は、1回目接種から2回目接種7日まで(1回目接種から30日以内)に規定通りに接種スケジュールを完了した人のデータを用いています。治験の開始時には、約4万3千人いた被験者の中で、規定通りの接種スケジュールを終えた人は約4万人であり、3千人あまりの人がこの間で離脱しています。離脱した人の理由については治験の対象外とされるため、ワクチン承認書類には一切の記載がありません。

この治験中に離脱した3千人の中には、重篤な副反応が発生した人が多く含まれている可能性が高いのです。これらの重要なデータは治験の書類からは除外されています。

また、この3千人の中に死亡者があったとしても、書類上は死亡者には含まれないことになります。つまり、1回目接種から30日以内の死亡例については、実際にはワクチン接種による死亡であっても、書類上はワクチンによる死亡者数には入っていない可能性があるのです。

日本において実施された大規模なワクチン接種についても、同様なことが適用される可能性があります。1回目接種から30日以内の死亡に関しては、治験のデータ上は死亡の実例はないという扱いにされかねないのです。

ワクチンメーカーが起こりうる副反応として承認書類に記載していない場合には、実際にワクチン接種後に有害事象が起こったとしても、ワクチンの副反応であるとは認められない可能性が高いということになります。

副反応の問題が認められないのは、実証実験が困難であることに原因があります。重篤な結果を伴う人体実験は実質的に不可能です。したがって、ワクチンメーカーの治験書類上のデータを信用するしかないという理屈です。

補償の範囲は予め決まっている

一般の商品であれば、欠陥があれば消費者が実証できます。誰が見ても欠陥商品であることが明らかになった場合には、補償を受けられます。メーカーが予め補償の範囲を決めていても、メーカーの責任が認められると、補償の範囲外でも補償を受けられる可能性があります。これは、責任の所在について客観的に証明できるためです。

この点に関して、ワクチンの場合は事情が異なります。ワクチンでは、仮に欠陥があったとしても、消費者は客観性のある実証ができません。医師の診断があっても、主観的なものと判断される傾向が強いのです。

そのために、ワクチンメーカーの治験データが全てということになります。これらに記載のないものは、基本的に補償の対象外です。重篤な副反応についても、ワクチン承認書類に記載のない限り、副反応であると認定されることはほとんど期待できません。

特に今回のmRNAワクチンは新しい仕組みの遺伝子ワクチンなので、中長期的な有害事象の発生は未知数ですが、当然ながらワクチン承認書類には記載がありません。これらの中長期的な有害事象については、仮にワクチン接種が原因であったとしても、ワクチンの副反応であると認定される可能性は極めて低いということになります。

ワクチン承認書類では、中長期の有害事象については6ヶ月や1年まで評価を継続することになっています。この評価をするのは、ワクチンメーカーに関係する医師などの専門家です。技術的な問題もあり、因果関係の証明には限界があります。したがって、主観的な要素が入り込むことは避けようがありません。

そのために、ワクチン接種による副反応であると認定される症例は、承認書類の範囲で予め決まっていることになります。実際に、この書類の範囲外の症例については、実証実験も、実証実験以外の方法で証明することも不可能です。ここに起因して、ワクチンの副反応であると認定されることは、現行の制度の中では考えにくいのです。

ワクチンメーカーはこのワクチンによる死亡例は無かったとして、厚労省から承認を受けています。このことは、ワクチン承認書類に記載されています（⑨⑫）。少なくとも表向きは、このワクチンの副反応として死亡例は存在しないということになっています。

実証実験が不可能であることを鑑みると、何か特別な制度が発足しない限り、重篤な副反応の問題は解決しないと考えられます。

「ワクチン接種で死亡例は1例も出ていない」と言える理由

ワクチン承認書類には、ワクチン接種との因果関係が否定できない重大な有害事象としてリンパ節症などが記されていますが、因果関係があると認定されているわけではありません。

前述のとおり、今回のワクチン治験では、2回目接種から7日以内（1回目接種から30日以内）の死亡例があったとしても、治験のデータとしてカウントされていません。したがって、ワクチン承認書類には一切の記載がないのです。そのために、この期間の死亡に関しては、因果関係の証明は不可能です。しかも、その真相を知る手段もないのです。

また、1回目接種後30日以降の治験データにおける数例の死亡例も、ワクチン接種との因果関係は認められなかったとワクチン承認書類に記載されています。

そのために、このワクチン接種による死亡例は、ワクチンの治験において認められていないことになっています。実際にワクチン接種による死亡が発生したとしても、ワクチン承認書類上に記載がない以上は、4万人の治験において、ワクチンによる死亡者は出なかったというのが公式見解かもしれません。

ある政府高官の「ワクチン接種で死亡例は1例も出ていない」という趣旨の発言は、この公式見解を広く国民に知らせる役割があったようです。実際の死亡者発生数とワクチン承認書類上の記述に、違いがあることは明らかです。

4万人の治験結果を上回る実証実験をしない限り、ワクチン接種と死亡との因果関係を証明することは事実上不可能です。

症状そのものが有害事象ではない

ワクチンや薬は、人間に起こる有害事象を軽減するために開発が行われていると信じている人が多いようです。これは、全くの間違いであるとは言えませんが、もう少し掘り下げて考える必要があります。

そもそも有害事象とは何か、という問題があります。

例えば発熱は、人間の通常の生活にとって有害なものです。発熱は有害なものに感じられるのですが、発熱の本当の目的は、病原体の排除をするために必要な免疫反応の結果というのが科学的な見方の一つです。この考え方によれば、発熱は生体防衛の一つの手段であり、病原体の排除に必要なものです。そのために、発熱が有害事象であると断定するのは不適切です。

発熱の症状を取り去る解熱剤が多数開発されていますが、これらが本当に有害事象を取り去る薬であり、人間にとって有益であるのかについての判断は、難しいところです。人間にとって有害か有益かの判断は表面的なものでなく、原因に関わるものです。発熱は結果であり、その原因が問題なのです。

ワクチンのように、本来は体に入れる必要がないはずのものを注射した結果発熱したのであれば、やはりこの発熱は有害事象であるという判断になります。

発熱の原因となるものが、有害なものであるという考え方です。有害なものが体内に入ってきたために、これを排除する仕組みによって発熱という現象が症状として現れるのです。したがって、有害事象を取り去るのは、発熱を取り去るのではなく、その原因を取り去ることが必要です。発熱だけを取り除くことは、その行為自体が有害事象の原因である可能性があります。

症状そのものが有害事象というわけではありません。症状を出す原因がまん延していることが問題なのです。

このようなことから、有害事象の発生が、有害事象の原因がまん延している指標であると考えられます。

不自然なワクチンの治験データ

治験においては、ワクチン接種後に被験者に発生したすべての症状が、有害事象として各症状別に記録されます。そして、有害事象の原因が医師の診察によって特定されます。

ワクチン接種を原因とする有害事象は副反応です。感染症を原因とする有害事象は、感染症

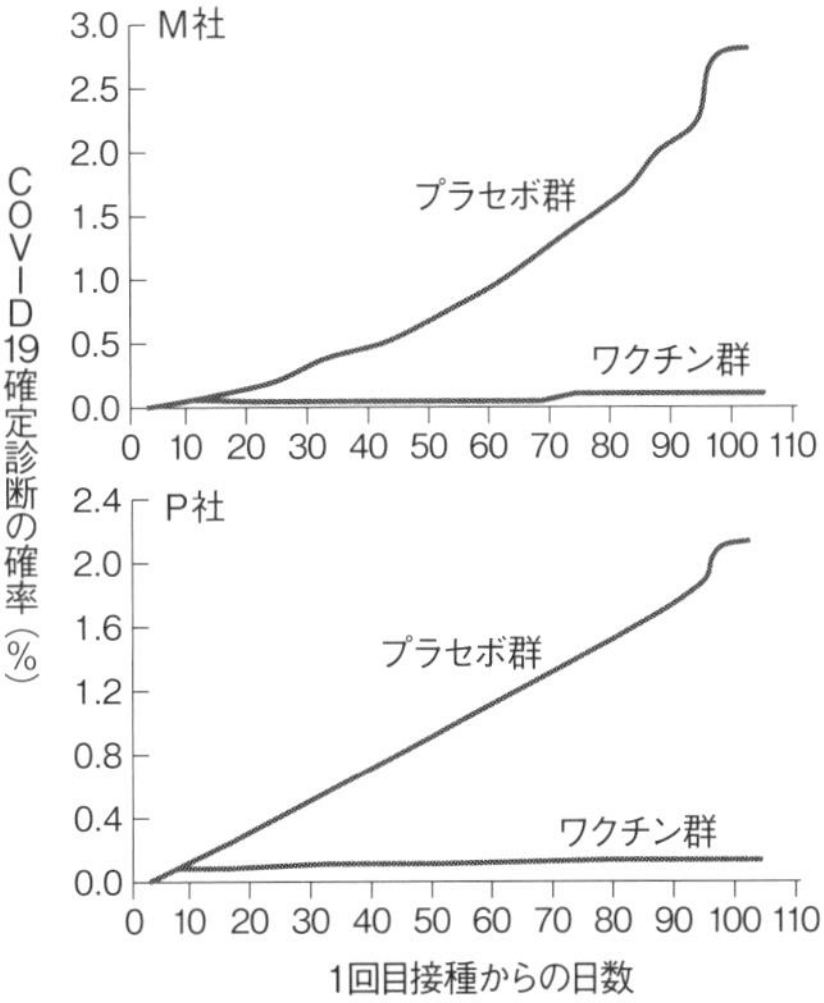

図6-4　治験におけるCOVID19確定診断数の推移（模式図）

M社とP社の治験におけるCOVID19確定診断数（⑨⑫）を1回目接種からの日数における累計数を被験者全体の確率で模式的に表記した。

と診断されます。感染症の中にCOVID19が含まれます。実際には、有害事象との因果関係を証明できているわけではないので、副反応であるという診断は主観的な判断です。同時に、感染症の症状であるという診断も医師による主観的な判断です。

毎日医師が被験者を診察することはできないので、ワクチン接種後一定の期日に診察が行われます。ワクチン接種は、P社では21日の間隔をあけて、M社では28日の間隔をあけて、それぞれ2回行われています。

P社において有害事象の観察は、1回目のワクチン接種から51日目（2回目のワクチン接種から1ヶ月後）に行われています。確定診断数の推移については、ワクチン承認書とこれに関係する科学論文には、COVID19の確定診断数の推移が掲載されています（⑨⑫⑬）。有害事象の中で、COVID19の症状であると医師が診断した数が、COVID19の確定診断数です。

1回目の接種後10日から110日までの治験終了時まで、プラセボ群とワクチン群は共に一次関数の直線を描くように確定診断が出ています（図6-4）。確定診断が出る状況は、治験が行われる前後においても、常に一定レベルで存在していることを示唆しています。

これは実在の感染症とは言えないような奇妙な現象です。一般の感染では、このように3ヶ月にわたって直線状に感染者が増えることはありません。診断が計画的に実施された結果であると考えられます。

有害事象のデータを取るために、ワクチン接種群とプラセボ群の約4万例について2回目の接種後1ヶ月後に診察をしています。したがって、この時点におけるCOVID19の確定診断の結果を比較することは、極めて容易です。それにもかかわらず、確定診断の結果については、1回目接種後10日から治験の終了である105日あたりまで、一次直線の累計結果が出されているのです。

似たような確定診断数の推移が、M社のワクチン承認書類にも記載されています。このような奇妙な確定診断数のデータが両社に共通していることは、不自然です。

ワクチンの有効率に関わるはずの抗体やスパイク蛋白質の産生、PCR検査の結果が、ワクチン接種後にどのように推移するのかについてのデータは見当たりません。これらとワクチンの効果との関係についても不明です。

見せかけのワクチンの有効性を出すために、特別にアレンジされたスケジュールに沿って、4万名の確定診断が行われていったことを示しています。その一方で、有害事象、副反応については、1回目接種から51日目（P社）及び28日目（M社）において、確定診断とは別の診察を行っていると考えられるのです。

奇妙なデータから何がわかるのか

ワクチンの有効性と安全性は、ワクチン承認の最も重要な項目です。とりわけ有効性を示すことが最優先の課題です。有効性がなければ、安全性の話にまで至らないからです。

前項で示した、確定診断数の推移がワクチン群とプラセボ群で共にきれいな一次関数のグラフを描いているのは、あまりに常識からかけ離れた結果ではないかと思われるのです。

一般的に、ワクチンの有効性は一定であるはずがないので、最も有効性の高くなると期待される時期に有効性判定を行います。そのため、有効性判定の日時には偏りが出ます。

通常は、2回接種のワクチンでは2回目の接種後1ヶ月あたりで抗体価がピークを迎えます。ちょうど有害事象のデータが出ている時期です。抗体が発症抑制に寄与するとすれば、この時期がワクチンの効果のピークのはずです。この時点において、症状の診断結果をまとめることが効果的なはずです。

実際には、ワクチン群とプラセボ群が共に一次関数になっていることから、1回目ワクチン接種後10日から105日までの間の有効率は常に一定であることがわかります。P社では、接種後1日から10日までは、有効率0%、11日から105日までは有効率95%というように、接種後10日を境にして有効率が激変しています。

有効性は免疫力の上昇に伴って上がるはずです。免疫力が一気に最大値まで上昇することはあり得ません。しかも免疫力には個人差があります。集団としての免疫力の上昇は、さらに緩やかなものになります。2回目接種の効果は全く見られません。不自然さが目立つデータです。また、2回目の接種後の数日後に免疫力は急激に上昇するのが普通です。有効率も2回目接種後数日後がピークになるはずです。有効率が2回目接種後に何の変化もないのは、非常に不自然です。

ワクチン承認においては、有害事象と副反応のデータは必ず必要とされているので、ワクチン接種後の一定の時期（P社2回目接種から1ヶ月後）における有害事象と副反応のデータを記載しています。この時期には、全ての被験者4万名を対象として診断を行っています。したがって、この時のデータを使えば、有害事象、副反応、有効率という全てのデータが揃うはずです。しかも、抗体価も有効性もピークの時期にあたります。

それにもかかわらず、有効率算出のための確定診断数はワクチン接種後の経時的なデータを示しているのです。実際にこのような形で有効率が一定な値にキープできるはずがないので、いかにも不自然です。

ワクチン接種群で感染の確定診断が減るカラクリ

ワクチンの副反応と感染症が極めて類似している場合には、有効性判定に値するデータになるのかを考える必要があります。

ワクチン承認書類に記載のある1回目接種後51日（2回目接種から1ヶ月目）の有害事象データから、ワクチンの有効性に関するデータを検証することが可能です。有害事象は、大きくわけてワクチンの副反応と感染症に分類できます。有害事象の中で発熱という症状を取り上げて考えてみます。

例えば、発熱と注射部位の筋肉の痛みを訴えている被験者がいる場合、ワクチンの影響で発熱症状が出ていると考えることが一般的かもしれません。しかし、発熱は感染症の症状であり、注射部位の筋肉の痛みはワクチンの副反応であることもあり得ます。

ワクチンの副反応として発熱という有害事象が顕著であればあるほど、実際には感染症による発熱症状であったとしてもワクチンの副反応と考えられる傾向が強くなります。その結果として、感染症と診断される人が減ることになります。

感染症と診断された中にはＣＯＶＩＤ19も含まれます。そのために、ワクチンの副反応として発熱の症状が著しいワクチンによってＣＯＶＩＤ19と診断される数が低下することは、自然

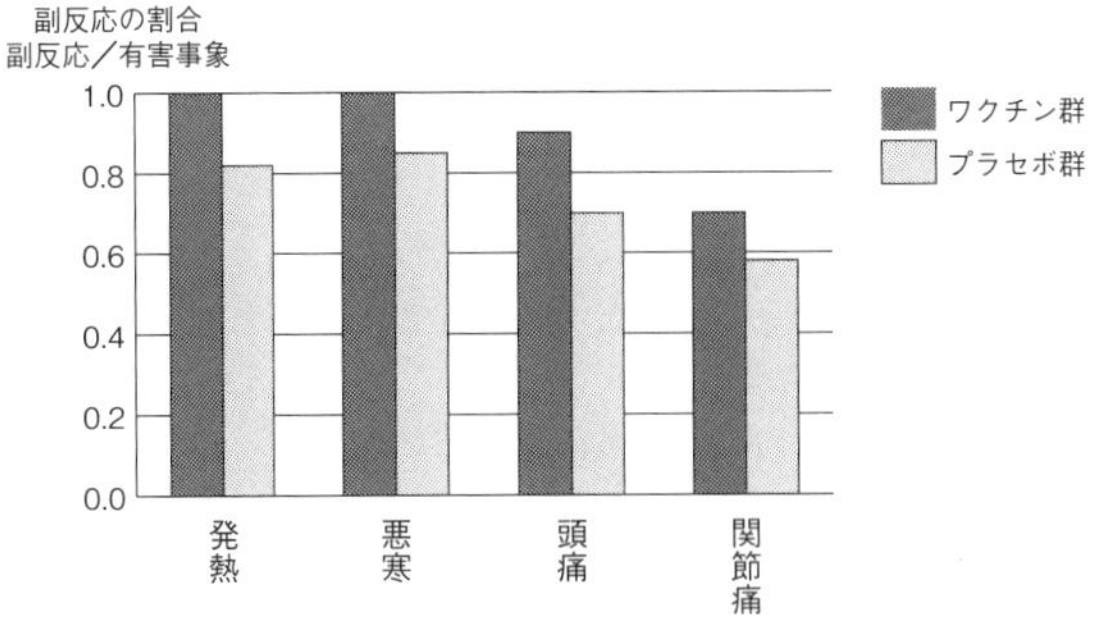

図6-5　副反応の割合

Ｐ社の１回目接種後51日目の有害事象（⑫）の中で、ワクチンの副反応と診断された割合を、各症状別に示した。

の摂理です。

実際、１回目接種後51日目の有害事象の中で、特に発熱と悪寒に関しては、ほぼ全例（99%）において、ワクチンが原因であると診断されています。悪寒についてもほぼ同じです。この診断結果は、ワクチン接種群におけるＣＯＶＩＤ19の確定診断数が極めて少ない原因となっています。

これに対しプラセボ群では、副反応と診断される割合が、ワクチン群より一貫して低下しています。これは、ワクチン群と比較してＣＯＶＩＤ19の確定診断数が多くなることに関係しています。

片側盲検は、観察者である医師がワクチン群かプラセボ群かを知らないことになっていますから、このような差が出ることは不自然です。

スケールアップの危険性

ワクチンの承認書類においては、ワクチン接種における有害事象の発生数のデータが記されていますが、ワクチン接種の1ヶ月後においても、多くの有害事象が発生していることが今回のmRNAワクチンの特徴です。P社の場合は、ワクチン接種に起因する有害事象の発生は、ワクチン接種群からプラセボ群の有害事象を差し引くことにより算出できます。

P社のワクチン承認のための治験において、新型コロナの確定診断に用いられている症状は、発熱、悪寒、筋肉痛、頭痛などです。ワクチン接種による副反応の症状も極めてよく類似しています。ワクチン承認書類では、頭痛、疲労、筋肉痛、関節痛、悪心、発熱、悪寒の副反応が記されています。実際にこれらの症状から、原因を特定することは困難です。

これら症状を呈している被験者の中から、ワクチンの有害事象と感染症の症状を区別することは極めて困難です。接種部位の疼痛と関連付けができるかも不明です。PCR検査の結果も、症状と関連付けることができるわけではありません。それぞれ別の原因が関係している可能性があるからです。このように、ワクチンの副反応と感染症の症状を判別することは、事実上不可能です。

また、ワクチン承認書類には、ワクチンの副反応のデータは2回目接種後1ヶ月までしか記載されていません。このワクチンは、脂質であるLNPが各組織に分布した後に排出する仕組みが不明であり、長期的な観察データが必要です。

ところが、今回初めて登場したLNPの特殊な性質を評価するための仕組みが存在しません。本来ならば、未知なる危険性があるかもしれない遺伝子ワクチンの問題と、その剤形としてのLNPについての問題点について、慎重な検討が必要なはずです。しかしながら、緊急の事態であるという理由で、遺伝子ワクチンの問題点に関する検討は見送られました。従来通りの承認手続きに準じて、承認の手続きが進められました。政府主導で大規模なワクチン接種が進められたために、疑問の声はかき消されてしまったのです。

P社やM社のワクチン接種を受けた数億人の運命が、これらの治験に携わった医師の診断にかかっていることになりました。わずか二〇〇人ほどの確定診断結果であり、しかも病原体同定とは到底言えないようなものです。この程度の情報によって、数億回分のワクチンを購入するのに値する有効なワクチンと言えるのでしょうか。

一般的な問題として、母数を一気にスケールアップすると、小さな問題も大きくスケールアップされてしまいます。今回の場合のように、200人の確定診断の結果を1億人にスケールアップすると、小さな問題であっても50万倍にスケールアップされてしまいます。

これはワクチンの問題ではなく、一般的な算数の理論です。試運転において徐々にスピードを上げる過程を省いて、いきなりフルスピードで新幹線を走らせるようなものです。今回のようにいきなり全国民を対象として未知なる危険が想定される遺伝子ワクチン接種を行うと、新幹線の事故とは比較にならないほどの大量の犠牲者が発生しても、なんの不思議もありません。やってみないとわからないということではなく、やる前から大きな危険性があり得ることはわかっていたはずです。危機管理という点から、行政のあり方が問われます。

第７章　ワクチン承認は健康を守る保証ではない

ワクチンの理論が揺らいでいる

　ワクチンの理論が正しいのかどうかについては、現在のところ明確に成立するという定説はありません。なんとなくワクチンの理論が正しいという前提のもとに、ワクチンメーカーの出してきたワクチンの有効性を信用する形で、ワクチン承認が行われています。ワクチンが有用であるという前提を置いていますが、その前提が正しいという証拠はどこにもないのです。

　一応それなりのデータはワクチン承認書類にも出されているので、これらのデータの解釈を議論するべきなのに、これがほとんどなされていないことが問題です。

　ワクチン承認書類のデータは、有害事象を減らすというワクチンの有効性を示すものではないはずなのに、メーカー側の医師の診断結果をもとにして、ワクチンは有効性が高いという主張をしているわけです。

　盛んにテレビに登場していた専門家は、メーカー側の主張をそのままＰＲしているだけであり、広告塔の役割を果たしていました。このような専門家の意見をもとにして、政府は政府公認というお墨付きを与えました。

このように、官民一体となったワクチンPRですが、肝心の元データについての議論はされたことがありません。本当に有効性があるかどうかもわからない状態で、政府とマスコミが一丸となったワクチンの宣伝のために、莫大な税金が投じられました。

そもそもワクチン承認書類は、厚労省のホームページに掲載されています。本当のことは、元をたどっていかないとわかりません。自分でこのような作業をしないで、人の解釈に委ねていることが問題なのです。

保証のない遺伝子ワクチン

ワクチン承認は、ワクチンとして一定の基準を満たしていることを審査した結果であり、感染症のまん延を防ぐ効果を保証するものではありません。また、接種を受けた人が、発病の機会が減ることを保証するものでもありません。あくまで、ワクチン承認の手順にしたがって一定の基準を満たしていることが認められた、ということに過ぎません。健康を守ることに対して効果があるとか、感染症の病原体に対して効果があることを審査しているわけではないのです。

ワクチン接種により発生した副反応については、接種後1ヶ月までのものが有害事象と共に報告されています。それ以降に発生する有害事象については、データがありません。ワクチン承認書類に記された有害事象以外のものについては、何が起こるかが不明な状態です。

承認の制度における限界のようなものですが、すべての問題が明らかになるわけではありません。また、審査の項目の範囲内でしか、効果・効能も示すことができないのです。

今回の感染症が特別扱いされているわけでもなく、新しい形式のmRNAワクチンに、これまでのワクチン承認の基準が適用されたということに過ぎません。

mRNAワクチンという遺伝子ワクチンは、これまでのワクチンとは異なった問題点があるはずです。しかし、新しい形式のワクチンにどのような問題があるのかということも不明な点が多く、新しい基準を作るゆとりもありません。

新しい遺伝子ワクチンの問題点が明らかになるのは、少なくとも数年以上の時間が必要です。現時点においては、何が問題なのかも明らかでないのです。

ワクチン承認の基準に遺伝子ワクチンの問題点が反映されるのは、少なくとも数年以上の時間が必要です。現時点においては、遺伝子ワクチンに特有の問題点については何の保証もないのですが、このような事情が一般的に知らされていないことが一番の問題です。

気づかれないトリック

コロナワクチン承認書類に、発症抑制効果を客観的に示すデータは存在しません。しかし有害事象を発生させるという客観的なデータは記載されています。有害事象を発生させる効果が発症抑制効果にすり替わり、ワクチン接種推進の謳い文句になっているのです。

その仕組みを理解する必要があります。特別にデータを捏造したとか、インチキをしたというわけではありません。この治験が特別ということでもありません。また、政府が重要なデータを隠しているとか、国際組織が陰謀を働いているということでもないのです。

巧妙なトリックと言えばそうなのですが、日常的に起こっていることなので、その仕組みに気づきにくいのです。トリックの本質は、気づかせいないための心理操作です。似たようなことは、程度の差はあったとしても日常生活においても使われています。

発症抑制効果とは、ワクチン承認の治験の方法で診断を行った場合に、新型コロナと診断される人が減るということでしかないのです。日本の多くの医療現場では、診断の基準が異なるので、全く違った結果になるはずです。

そして、「恐ろしい感染症のまん延」による有害事象と、ワクチン接種による有害事象とを比較するデータがありません。そのために、感染症の有害事象と比較しても、大した問題でないと錯覚してしまうのです。

しかし、感染症のまん延阻止に効果があることが、ワクチンの必要条件のはずです。その上で、ワクチンによって引き起こされる有害事象は、本物の病原体に感染した時に発生する有害事象と比較して軽微なものでなくては、ワクチンの趣旨から外れてしまいます。ワクチンの副反応としての有害事象が新たに発生したとしても、病原体によって引き起こされる有害事象が減少するのであれば、すべてを合わせた有害事象は減少するはずです。

ところが実際には、有害事象を発生させるためのワクチンというレベルで、有害事象が多発しています。

もともとワクチンは、弱毒型の病原体を接種することで二度なし免疫を作ることを目的としていました。したがって、ワクチンが病原体のようなものということには、何の不思議もありません。

しかしながら、このｍＲＮＡワクチンは、一体どのような問題点を抱えているのかが不明です。このようなものを大規模に接種すれば、有害事象が多発することは明らかです。ワクチンという疑似病原体のまん延状態ができてしまいます。

カオス状態の承認書類

ワクチン承認は、予め定められた必要事項について、その手順にしたがって審査を進めた結果です。その内容については、基準に沿って様々な角度から検討されたものですが、必ずしも科学的な観点からの審査ではありません。特に科学的な判断と異なるのは、感染症の診断に関する部分です。

ワクチンの効果を判定するためには、医師が行った感染症の確定診断数を基本的なデータとしてきました。この考え方自体は間違いではありません。しかしながら、感染症の確定診断が科学的であるのかについては、大きな問題を抱えています。

本来、感染症の確定診断には病原体の検出が必要ですが、実際には、病原体の検出は不可能なことが多いのです。もし病原体の検出を確定診断の必要条件にすると、ほとんど確定診断ができないことになってしまいます。これでは、ワクチンの効果判定もできません。

そのために、病原体検出が不可能な感染症においては、他に適当な方法がないという理由で、症状から確定診断をすることになっています。症状から確定診断をすることは、当然ながら誤差を生じる原因になります。誤差がどの程度か不明ということもあり得るわけです。

有効性の判断の根拠になるのは、確定診断の数です。ワクチン接種群とプラセボ群とで確定診断数を比較することによって、ワクチンの有効率を算出しています。確定診断の誤差は、有効率のデータに直接反映されます。したがって、有効率は科学的とは言えない数値になってしまいます。また、副反応についても、症状を見た医師の診断結果なので科学的なものとは言えません。

一方で、ワクチンの成分分析や代謝・体内分布などのデータは、科学的な方法で出されたものです。ワクチン承認書類の大部分は、科学的な方法に基づいたデータですが、最も重要な部分である有効率と副反応は、科学的であるとは言えない数値です。同じ数値でも、客観的な数値と主観的な要素が強い数値が混在しているカオス状態なので、その解釈には注意が必要なのです。

科学的な審査ではないワクチン承認

審査の方法は、これまでのワクチン承認において用いられてきたものであり、今回の感染症やワクチンの特色を反映するという形にはなっていません。

科学的な審査であれば、そのテーマに沿って審査の観点も変わります。テーマによってその意義が変わるからです。審査の内容も、それぞれのテーマによって適宜変更されます。審査の基準は、その内容が科学的に証明されているかということになります。

これに対しワクチン承認においては、症状に基づく医師の診断による有効性が主な審査の対象です。また、副反応が一定レベル以下であるという安全性も審査の対象です。しかし、有効性と安全性に関しては、規定の方法で行われただけであり、新しい問題に対処できていないのです。

例えば、感染症の発生については、病原体同定が義務化されているわけではありません。病原体の同定は難しいので、医師が症状から診断することが一般的ですが、病原体の同定が症状からできるのかを審査の対象とはしていません。結果として、病原体の証明ができていなくても病原体の同定ができていると判断しているという、ちぐはぐなものになっています。

コッホの4原則を満たすことによって病原体であることの証明ができているかは非常に根本的な問題のはずですが、ワクチン承認においては審査の対象外です。

これは、これまでのワクチンについては、病原体証明ができていることが前提であったので、ワクチン承認の場において病原体の特定ができているかを審査する必要がなかったのです。

しかし、病原体の証明ができていなければ検査も不可能であり、症状から病原体の同定ができるわけがありません。そもそも病原体の証明がなければ、遺伝子ワクチンを開発できるわけがないのです。

ワクチン承認は、「新興感染症のまん延とその対策としてのワクチン開発」のような科学的な審査の場ではありません。全体的には矛盾することがあったとしても、これまでの規定の審査項目を手順にしたがって、黙々と審査を進めるしかないという事情があったのかもしれません。

副反応については、重篤なもの以外は明確な基準があるということではなく、承認書類や添付書類に記述する形で公表しています。これらの書類を読むことで、各自が判断するということかもしれません。

このようにワクチンの承認は、色々な背景から、手順が定まったものを使用し、その手続きに従って審査を実施しています。必ずしも科学的な真理を追求する場ではないで、今回のようにこれまでとは異なるワクチンの承認申請について、その実情に応じて審査の手順や方法を臨機応変に変えるという融通は利かないのです。

規定通りの審査は行われている

ワクチン承認においては、その結果が利害関係に大きな影響を与えます。したがって、予め必要な手続きを定めておかないと、いろいろと問題が生じてしまいます。また、この承認の手続きは、ワクチン開発の決定やその実施に大きな影響を与えます。そのために、審査の場になってから手続きを変えるわけにはいかない、という事情があります。

今回のように、遺伝子検出による感染症の診断や遺伝子ワクチンなどは、これまでのワクチン承認において扱われたことのない方法です。ｍＲＮＡワクチンにおいて用いられたＬＮＰという脂質粒子は、これまでのワクチンには存在しなかった問題です。科学的にも評価が定まっていない問題がワクチン承認の場に入ってきた場合に、これまでの評価方法を変えることもできません。

病原体の証明はなくても、症状によって感染者としての確定診断をするという手法で、ワクチンの効果判定をするという規定が踏襲されたのです。その結果として、科学的な判断とは異なったものになる可能性があるのです。

今回のワクチンも、これまでのワクチン承認手続きによって承認されたものです。ＬＮＰに封じ込められたｍＲＮＡワクチンという全く新しいタイプのものに対応しているわけではありません。そのために、新しい問題が発生する可能性があるのです。

ワクチンは、独立行政法人医薬品医療機器総合機構（ＰＭＤＡ）の審査を経て、厚生労働省が承認しています。厚生労働省が承認しているので、効果や安全性が保証されていると考えている人が多いようです。しかし実際は、厚生労働省やＰＭＤＡは、一定の手続きに従って基準を満たしているという確認をしているのに過ぎません。

この基準や手続きが正しいという保証はありません。基準や手続きは、時代と共に変化するべきものですが、これを見直す仕組みが機能していないのです。

制度を変えるという権限が誰にも存在しないことから、手続きを通常通りに進めるしかなかったという事情があった可能性もあります。

一次データと二次データが混在している

今回のワクチンの有効率は、わずか２００人ほどの確定診断の数に基づいています。この確定診断に誤差があれば、有効率は信用できる数値になりません。何億人の命に関わるような有効性という数値が、僅かな確定診断数で決められているのです。

医師の診断に間違いはないはずであるという心理バイアスもあるかもしれません。ワクチンは人の命を救うものであるという先入観もあるかもしれません。世界中の国々で使われているワクチンであるという安心感もあるようです。また、政府が率先して、多大な予算を注ぎ込んで行っている事業に間違いはないという信頼感もありそうです。そして、テレビなどのマスコミ報道で、有名な医学者などがワクチン接種を勧めていることも、大きく影響しているはずです。

こうして一気に進められたワクチン接種ですが、有効性と安全性を確認したとするワクチン承認の過程を調べる人はそれほど多くはありません。

ワクチン接種の結果によりどのようなことが起こり得るのかを伝えているのは、ワクチン承認書類とこれの元になっている科学論文です。

これらの書類の中で特に重要なものは、有害事象の発生に関する一次情報です。動物実験における有害事象の具体的な事例、ワクチン成分の体内分布、病理変化、ヒトの治験における有害事象の発生数などです。これらに対し、副反応の発生数や確定診断数は二次情報です。

一つの書類や科学論文において、一次情報を解釈した二次情報が混在しています。一次情報と仮説が含まれる二次情報は、区別して理解する必要があります。

有効性の根拠を考え直す必要あり

被験者を診断する医師には、ワクチン接種により目的とする感染症が減少するはずという思い込みがあります。

例えば、ワクチン接種群の被験者に発熱という症状を診断した時、この発熱の原因は、目的とする感染症ではなく、他に原因があるはずという心理的なバイアスが働きます。

また、ワクチンの治験は片側盲検ですから、被験者を診察した医師は、被験者から情報を得ることができます。接種部位の痛みなどの症状から、ワクチン群とプラセボ群を見分けることも可能です。

さらに、感染症の症状と類似した有害事象を多発させるワクチンでは、感染症の症状とワクチンの副反応を見分けることは困難であるという根本的な問題があります。

ある被験者について、接種部位の痛みなどからワクチン群であると判断した場合、同じ被験者に発熱の症状があれば、これをワクチンの副反応と考える傾向があります。実際には、注射部位の痛みはワクチンの副反応であり、発熱は感染症の症状である場合もあり得ます。

ワクチンが発熱という有害事象を発生させる性質が強ければ強いほど、発熱の症状を診察した医師は、これをワクチンの副反応であると診断する傾向も強まるのです。その結果として、感染症と診断される人の数も減少します。

これに対しプラセボ群では、目的とする感染症が原因であると考えてしまう傾向があるのです。

各症状を診断した医師が、注射の副反応であると判断した割合を各症状別にグラフにしてみると、ほぼすべての症状において、ワクチン群ではプラセボ群と比較して注射の副反応であると判断する割合が高いのです。もし、完全に二重盲検であり、ワクチンの副反応による心理バイアスが存在しなければ、このような差は出ないはずです。ワクチン群では副反応が強いはずという心理的なバイアスによって、このような差が出たと考えられます。

このような心理バイアスが、実際の副反応よりどのくらい過剰に副反応として診断したかを知るために、症状ごとにプラセボ群において副反応と判断した割合から、ワクチン群において副反応として過剰に診断した数を計算しました。

その結果、P社のワクチン群において、発熱や頭痛の症状は、各200人ほど多く副反応と

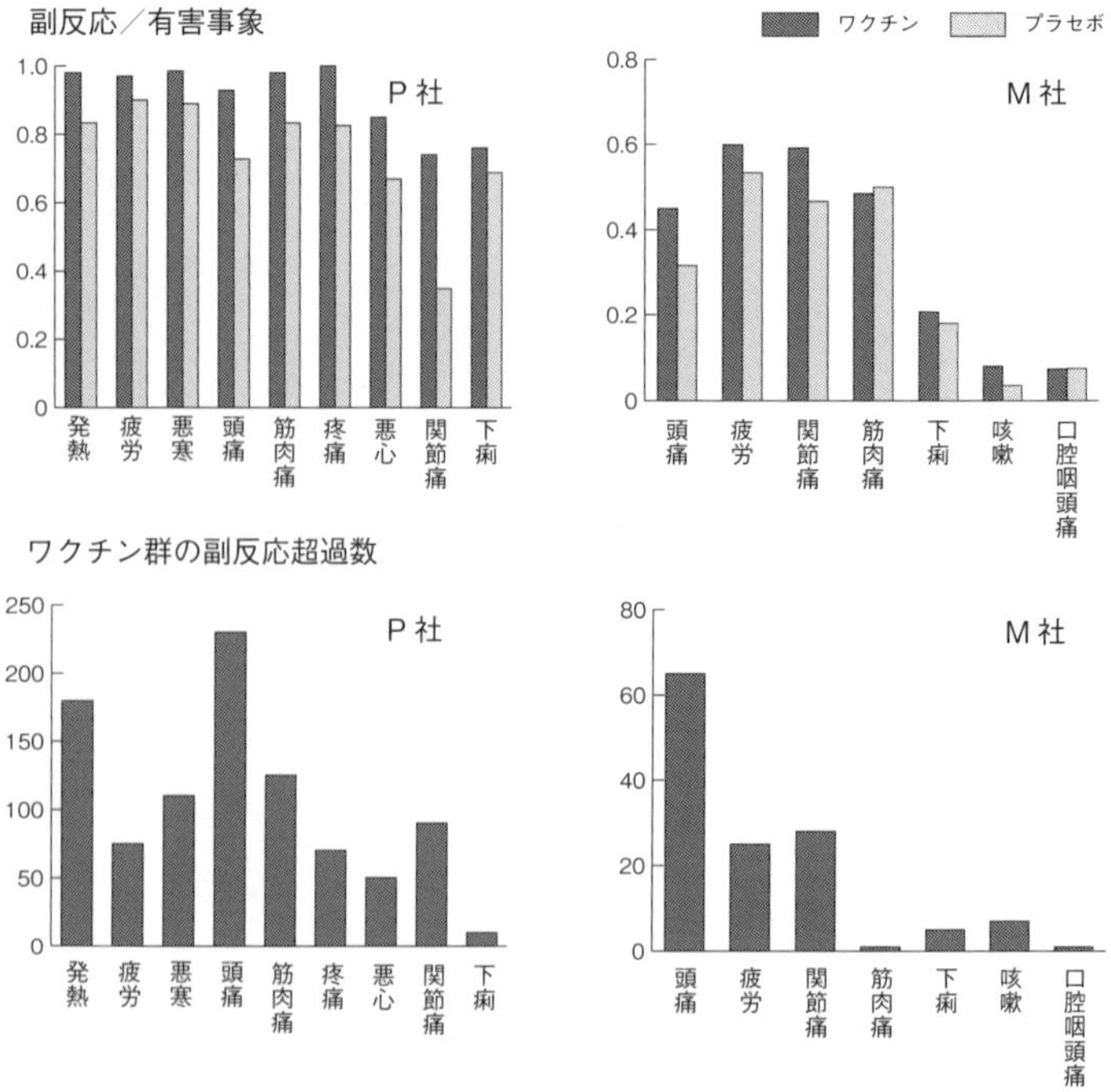

図7-1　治験における有害事象に関する心理的バイアス

P社とM社のmRNAワクチン治験に発生した有害事象（P社2回接種後1ヶ月、M社各接種後28日）について、ワクチン接種群において医師が副反応と判断した例数とプラセボ群における副反応の判断比（上段）は、ほとんどの事象においてワクチン群で上回る。プラセボ群の判断比をもとにして、ワクチン群の真の副反応数を計算し、実数との差をワクチン群の副反応超過数の人数（下段）を表記した。

診断されていることがわかりました。すなわち、感染症と診断された人の数が、実際よりも200名も少なくなっていることになります。

もし、ワクチン群においてこのような心理バイアスが働かなかったら、ワクチン群で新型コロナと確定診断された人が200名ほど増えていた可能性があります。実際の有効率は95%ではなく、マイナスかもしれません。

M社の場合は、発熱の症状がほとんど出ていないことから1回目接種のデータと考えられます。そのために、心理バイアスの程度もP社ほどではありませんが、傾向は同じです。

このような心理的バイアスにより過剰に副反応と診断される数は、実験誤差に相当するものです。有効性の数値の意味を、根本的に考え直す必要があるのです。

いくつもの心理バイアス

今回のワクチン承認における特色は、心理バイアスの誤差の発生要因が、ワクチンの非常に強い副反応であるという点です。

理論的には、ワクチンの副反応が強いほど、医師のバイアスも強く働きます。通常であれば、副反応の強いワクチンは実用にならないはずです。しかしコロナ騒動においては、「恐ろしい感染症への対策のために、ワクチンの副反応は仕方がない」という雰囲気が作られました。これは、強い副反応を許容するという心理バイアスです。

ワクチンの副反応が感染症の症状と類似すればするほど、この心理的なバイアスが強く働きます。また、ワクチンの副反応が強ければ強いほど、強い心理的バイアスが生じることになります。

確定診断数から算出された有効率は、実際には驚異的なワクチンの副反応が、医師の心理バイアスという誤差を生じさせた診断を集積した結果である可能性が高いのです。

このように結果が反転するのは、医師の診断という心理的バイアスによる実験的誤差を補正するのではなく、逆に集積して増幅させるという統計の方法に問題があるのです。

したがって、95%の有効率は誤差の集計値であり、その中には、仮説がいくつも存在しています。この数値に科学的な意味はありません。一般の科学計算では捨て去るべき数値です。

科学的に有効な数値ではないものを、科学的に有効な数値のようにして扱うことは、誤解を招きます。有効率の算出には、巧みな心理トリックが使われているのです。

必要なデータは公表されている

P社の承認書類には、ワクチンの有害事象に関する多くのデータが記されています。黒塗りされている部分はありますが、有害事象に関するデータは黒塗りされていません。

また、Ｍ社の承認書類は、Ｐ社の承認書類と比較して、極めて多くの部分が黒塗りされています。黒塗りされているところに有害事象に関することも含まれていますが、特許に関わる部分が多いと考えられます。

ワクチンの成分であるＬＮＰが肝臓、脾臓、副腎、卵巣に集積することも、接種後48時間後の数値を含めて、黒塗りされることなく、ワクチン承認書類に記載されています。肝臓における病理変化も写真付で紹介されています。すべての遺伝子情報も記載されています。これらの情報からの解析も可能です。

このように、ワクチンの有害事象から有効率を算出するために必要なデータは、公表されているのです。少なくともこれらのデータから、このワクチンが引き起こす有害事象の概略を知ることは可能です。データが隠されているためにワクチンの問題点がわからないのではありません。そして有害事象のデータからは、ワクチン接種による感染症の症状を抑制する効果は確認できません。

重要な情報が隠されていると考えている人が多いようです。確かに重要な情報がすべて出されているわけではありませんが、ワクチンの問題点を理解する上で必要な情報は公表されています。これらの重要な情報が公開されていることに意味があるのです。

公開されていないデータを読み解く

ワクチン承認書類に全ての情報が記されているわけではありませんが、公開されていない情報についても推測することが可能です。行間を読むことによって、新たな問題点が浮かび上がってきます。

まず、PCR検査を確定診断の必要条件に使っていますが、そのデータは全く書かれていません。ワクチン接種により、PCR検査の結果がどのように変化したのかについての情報を知ることはできません。

また、PCR検査陽性者の中での確定診断の割合もわかりません。したがって、PCR検査が診断にどのように使われたのかは不明です。ワクチンに発症抑制効果があるはずにもかかわらず、PCR検査結果と共にデータが出されていないのは不自然です。この事実はPCR検査の結果では発症抑制効果を証明できないことを示唆しています。

mRNAワクチンは、スパイク蛋白に対する抗体を作るために接種しているはずです。このワクチンに発症を抑制する効果があるというのであれば、抗体価とワクチンの有効性の間に正の相関関係が存在するはずです。しかし、抗体価と発症抑制の関係が示されていません。この事実は、抗体価によるワクチンの発症予防効果の証明ができていないことを示唆しています。

Ｐ社では、２回接種後１ヶ月目の有害事象がデータとしてワクチン承認書類に記載されています。これに対してＭ社の有害事象は、各接種後28日目というデータです。直接両社のデータを比較することはできませんが、２回の接種により、有害事象が増加することが予測されます。治験におけるＣＯＶＩＤ19確定診断数（図６－４）が一次直線になっていることは、有害事象の発生する確率が治験の期間中にそれほど変動がないことを示唆しています。

この程度のデータで、感染症対策に有効であると認定されるのが、現在のワクチン承認の仕組みです。

メリットとデメリットを直接比較する

基本的にワクチンの有効性は、従来から、感染者数を比較することにより証明しています。この場合、感染者の定義が問題です。新型コロナはＰＣＲ検査陽性者という枠組みの中で、規定の症状の１つまたは２つを呈している人という趣旨の定義ですが、結局は医師の診断に依存しています。この結果、病原体の同定は曖昧にされています。病原体証明がない状態における医師の診断が全てですが、これが有効率の元データに使われています。すなわち医師の主観的判断だけが有効率に反映されるという仕組みです。

ワクチンの安全性に関しては、ワクチンの副反応のデータを提示して、重篤な副反応については、その後の経過についても一部の記載があります。副反応と共にワクチン接種後の有害事象についても、各症状別のデータが示されています。これらも従来の枠組みを踏襲しています。

副反応と有害事象のデータを比較することにより、実際のワクチン接種と因果関係のある有害事象の発生を推察することができます。本来は副反応がワクチン接種と因果関係のある有害事象のはずですが、医師の判断のバイアスが入り込む可能性があります。そのために、有害事象の総数と医師の判断したワクチン接種と因果関係のある有害事象である副反応を、併記しているのです。

しかし、このようなデータの提示では、理解するのに苦労します。問題点は、有効性と安全性の相対的なバランスが不明な点です。

ワクチン接種のメリットがあるのかを判断する上で、有効性と安全性のバランスが最も重要な情報です。有効率の高さだけを情報として提供されると、ワクチン接種によりメリットだけがあるように感じてしまいます。

きちんと判断するために必要なことは、メリットとデメリットを比較するかたちで表記することです。有害事象のデータが揃っている1回目ワクチン接種後51日における各有害事象と、COVID19確定診断の有害事象の概数をまとめてグラフにしました（図7-2）。COVID19確定診断の有害事象は、複数にわたる可能性があるので概数になります。

このグラフから明らかなように、ワクチン接種により大量の有害事象が発生しています。プ

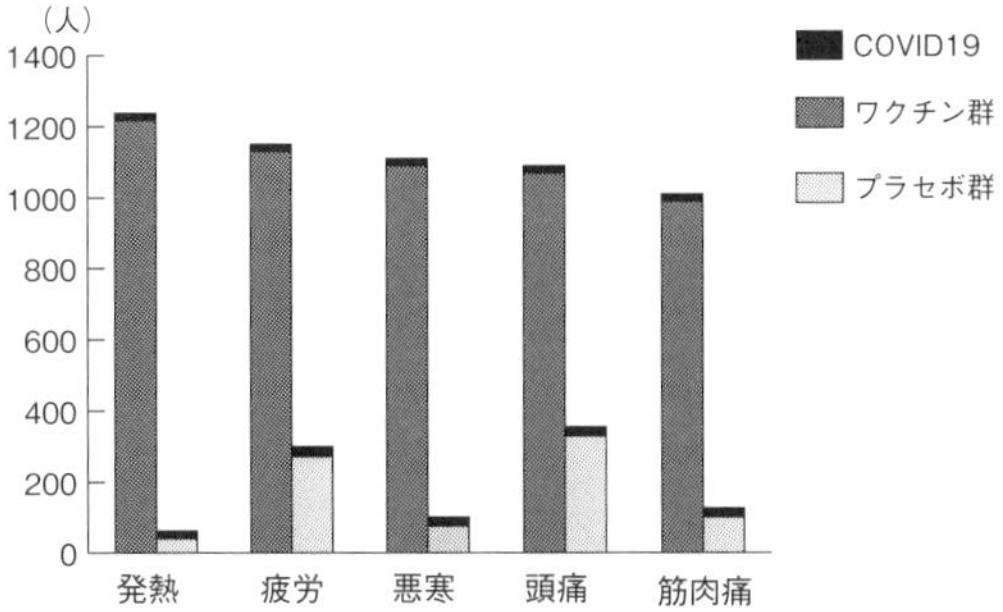

図7-2　ワクチン接種による有害事象の発生数

P社の1回目ワクチン接種後51日における有害事象の発生数を、ワクチン群とプラセボ群で比較した。COCID19の症状については、確定診断数より推定した概数として表記した。

ラセボ群の数倍から18倍になっています。その中において、医師がCOVID19と診断した数は極めて少なく、誤差の範囲内という程度の数です。

医師の診断結果によって分類されたCOVID19の症状であるという診断が、病原体の存在を示すという根拠は存在しません。病原体の証明ができていないためです。また、PCR検査が病原体を検出している根拠もありません。医師の診断結果が全てという状態で、この診断結果は誤差の範囲内の数でしかないことは明らかですが、これによって驚異的な数値の有効性が算出されています。

ワクチン接種により有害事象の発生総数が減少しなければ、ワクチン接種の意味はありません。このデータから、ワクチン接種により有害事象の発生が減少するどころか、逆に有害事象の発生が大幅に増えていることがわかります。

このように、データを一つにまとめると、メリットとデメリットのバランスが明確になります。客観性のあるデータから判断すると、このワクチンには有害事象を大量に発生させるという効果しか確認できないのです。

感染症に対する有効性が確認できないのであれば、ワクチン接種の意味はありません。また、このようなワクチンを数兆円もの税金を投じて購入する必要もなかったのです。

不都合なグループ分け

今回のワクチンが、有害事象が多発しているにもかかわらず発症抑効果が認められ、厚労省から承認されているのは、矛盾した話です。

そのからくりは、症状の原因を細かく分類するという手法です。科学的とは言えない分類によって、新型コロナウイルス感染症を原因とする症状を出す人という小さなグループを作ったのです。

医師の診断は、このようなグループ分けの作業です。その科学的根拠がなければ医学的な意味がないはずですが、グループ分けの結果がマスコミによって繰り返し報道されています。科学的根拠はなくても、一般の人には判断が困難です。その結果として、新型コロナという新しいグループが出現したのです。

グループ分けは、場合によっては物事の理解に重要な役割を果たします。その一方で、グループ分けをすることによって、全体の姿が見えなくなってしまうこともあります。不適切なグループ分けであっても、これが一般の人に定着すると、その根拠の曖昧さは問題にされなくなってしまいます。

新型コロナウイルス感染症をつくったグループ分けに重要な役割を果たしたのは、科学的根拠が不明なPCR検査です。

コロナワクチンの治験におけるワクチン接種群は約2万名です。その中で、発熱の副反応は1200名ほどあり、新型コロナの確定診断をされた人は9名です。プラセボ群もほぼ同数であり、発熱の副反応は57名、新型コロナと確定診断された人は169名です。

発熱という症状を、ワクチンの副反応と見るか、それとも新型コロナの症状と見るかによって、結果は全く違ってきます。

前述のように医師の心理バイアスを計算した結果では、発熱では15％の心理バイアスがかかっているので、これを適用すると、有効率はマイナスになってしまいます。仮に心理バイアスがなくても、発熱者の10％の分類誤差が、有効率を70％も変えてしまうのです。

医師の診察による発症者のグループ分けという手法が、有効率を捻出する秘密です。医師の診断というグループ分けによって有害事象の大多数がワクチンの有害事象に分類された結果、感染症と分類された人が減少し、有効率が高くなったのです。

もし本当にワクチンの効果があって、ワクチンの対象とする感染症がまん延しているのであれば、グループ分けしなくても発症者は減るはずです。

今回のような幻の有効率の捻出は、治験における医師の診断の問題点が端的に表れたのですが、これまでのワクチンにおいても有効率の算出は医師の診断結果に依存しています。

ワクチン承認の制度は確かに問題を抱えているのですが、歴史的な経緯もあり、急に制度を変えるわけにもいきません。

ワクチン承認という制度には、新しいことへの対応に限界があるという欠点が存在します。その欠点を巧みに利用した、遺伝子ワクチンの問題点が明確になったのです。

ワクチン承認の問題点が明らかになった

本章の最後に、ワクチン承認の問題点を改めてまとめておきます。

従来は、病原体を確認してからワクチンを作成していました。そのために、ワクチン承認は病原体の存在を前提としています。ワクチン承認の過程に病原体の存在が証明されていない場合を想定していません。したがって、承認の過程においては、病原体の存在証明が条件には入っていないのです。

また、体内からの病原体の検出は、他の感染症においても、特別な場合を除いて一般的に困難です。そのために、病原体の検出が条件にはなっていません。症状から病原体を同定することが一般的でした。

このように、病原体の存在や、病原体の検出に関する規定には曖昧なところがあります。ワクチンの評価に関して、有効率が一般の関心を集めるのに対し、副反応はあまり注目されることはありません。副反応の問題を評価する基準のようなものが存在しないことが一因のようです。

加えて、副反応は政府が調べてくれているはずという思い込みがあり、自分で調べようとする人はほとんどいません。その結果として、有効性があるという情報だけが一人歩きをすることになります。

ワクチン承認には、ベネフィットとリスクのバランスというような評価の指標が存在しません。そのために、ワクチン承認書類においては、ベネフィットとリスクに関するデータが別々に表記されており、それぞれの関係性については、理解するのに時間を要します。

今回は、これまでの感染症に対するワクチンとは全く違う背景から、前例のない方式のワクチンが作られました。これまでのワクチン承認の手続きでは対応できない問題が、たくさんあったのです。しかし、緊急事態ということで、これらの問題について議論されることもなく、従来通りの手続きによりワクチン承認が行われたのです。

今回明らかになったワクチン承認の主な問題点は、次のようなものです。

①病原体の存在証明がなくても、ワクチンとして承認される。
②感染症の症状と類似した有害事象を発生させるワクチンは、有効性があると判断される可能性が高い。
③その結果として、有害事象を多発させるワクチンは有効性不明でも承認される。
④ワクチンの有害事象と感染症の症状と類似している問題点は、審査の対象外である。
⑤その結果として、医師の確定診断が困難であるという問題があることは審査の対象外である。
⑥感染症の症状と類似した有害事象を多く発生させるワクチンほど高い有効率を出すことができるという審査制度の矛盾点は、審査の対象外である。
⑦病原体と類似した有害事象を発生させることから、ワクチン接種により疑似感染症のような問題を発生させる可能性があることは審査の対象外である。
⑧ワクチンの治験データにカウントされない早期に治験から抜けた人（死亡者も含む）については、審査の対象外である。したがって、重大な有害事象は、審査の対象外となっている可能性が高い。
⑨ワクチン接種による死亡など、審査の対象外である重大な有害事象が発生しても、因果関係が認められない可能性が高い。
⑩再評価制度がないために、いったん承認されたらいつまでも有害なワクチン接種が続く可能性がある。

有効性のない死亡例を含む重大な有害事象が多発するワクチンであっても、現行のワクチン承認制度では、有効性が極めて高いワクチンとして承認される可能性があるということです。何事も完全な仕組みは存在しません。仕組みを改めるためには、国政レベルの政治的な対処が急務の課題です。

ワクチン承認システムの問題に気づけるのか

ワクチンが承認されると、次第に広範囲に使われるようになります。当初は18歳以上という年齢層に使われていたものが、次に12歳からと年齢が引き下げられ、更に5歳からに引き下げられました。

治験においては、基本的に18歳以上のデータしか存在しなかったにもかかわらず、実際の使用において、治験のデータが存在しない年齢層にも使用されるのです。そして、ついに生後6ヶ月からという年齢にまで拡大されました。

接種が進むなかで、ワクチンの容量の変更とmRNAの一部が変更されましたが、LNPの基本的な成分は同じです。LNPが有害事象の元凶なので、このワクチンの持っている基本的な性質は変わりません。有害事象を減らす効果はなく、有害事象を発生させる性質があるとしか言いようがないものです。

このようなものを乳幼児に接種することが制度化されると、将来的に何が起こるか予測がつきません。

ワクチン承認は、有害事象の発生を抑制するという客観的な指標に基づいて、本当に効果のあるものだけに限定する必要があるのですが、現行の制度では対応が困難です。

また、ワクチンの再評価をする仕組みが存在しないために、有害事象を引き起こすワクチンであっても、これを取りやめることは非常に難しくなります。特に、母子手帳の制度などに組み入れられると、このワクチン接種が義務であると考える保護者が、乳幼児に接種させるという行動を起こします。

現行のワクチン承認制度による利権構造が、ワクチン制度の改革を難しくしています。ワクチンの安全性は国が保証しているはず、という思い込みは危険です。

ワクチン承認の制度は、これまでの感染症に対応して作られていたものであり、新型コロナのように新しい感染症問題には対応できていません。

病原体の遺伝子構造の発表が病原体の証明にすり替えられ、PCR検査により幻の病原体が作られ、幻の遺伝子構造に基づいたLNPという新型病原体がワクチンとして申請された場合でも、従来の基準ではワクチンとして合格とされることが明らかになりました。

基本に立ち返って、ワクチンを見直す国民運動が必要な時代になったようです。

第8章　ワクチン幻想から目覚めよう

医療の有効性を考えよう

近代医療の発達によって寿命が伸びたと信じている人が多いようです。確かに延命治療の分野における医療の発達が寿命を伸ばすことに貢献したのは、間違いないと思います。

しかし、一般的な老化現象において、近代医療は老化を遅らせることに貢献したのでしょうか。平均寿命のデータは、およその老化速度を反映しているように感じます。この平均寿命に関係する要因の中で、近代医療の発達がどのくらいの割合を占めているのか、という問題です。

平均寿命とともに健康寿命という言葉がよく使われるようになりました。平均寿命から、寝たきりの状態の期間を差し引いた寿命です。健康寿命を伸ばすことに、近代医療がどのくらいの割合で貢献したのかということが、近代医療の有効性です。

実際にはこのようなデータは存在しないので、類推するしかありません。

近代医療の重要な柱は、薬物療法です。医療というと薬と手術を連想する人が多いものです。

薬と手術への船頭役として、検査というものがあります。

薬の多くは石油から作られており、体にとって異物です。劇薬に分類されるものもあります。劇薬でなくても、体に対する作用が大きなものが多用されています。このようなものを長期間服用することが、老化を遅らせる効果があるとは思えません。むしろ老化を促進するのではないかというのが、一般的な解釈ではないかと思います。

健康寿命に関係する要因は、医療よりも生活環境の改善の方が遥かに大きいのです。その中でも、食生活の改善が大きな要因を占めていると考えられます。

本当にこれらのことを証明するためには、実証実験を行う必要があります。しかし、現実的に実証実験を行うことは限界があり、特に寿命に関する実証実験は、実質的に不可能です。

このような制約の中では、できる限り客観的に評価できるデータを使って、自然の法則を利用しながら類推することにより、真実に迫ることが必要です。

感染症が先か、ワクチンが先か

大学生に対して「病気が先か、薬が先か」という問いかけをすると、ほぼ全ての学生は、怪訝な顔をしながら、「病気が先」と答えます。特に、医療職を目指している学生において、薬が先であるというような答えがあるはずもありません。

今回の感染症騒動においても、「感染症が先か、ワクチンが先か」ということを考える必要がありそうです。

ビジネスの世界において、発想の逆転ということが時々話題になります。戦略的なビジネスが成功した事例として、逆転の発想は決まり文句のようになっています。このような「目的から手段を考える」という文化は、西洋的なものかもしれません。

伝統的な医療のあり方は、ビジネスとは無関係であったはずです。しかしながら、西洋医学の時代になって、医療とビジネスが密接に関係するようになりました。

医療制度は、世界のほとんどの国々で西洋医学が主流となっています。また、医療に関わる資格制度も多くの国々で類似しています。医学研究も西洋医学に関するものに統一化されています。多くの先端分野の研究が、同じ方向性を向いているのです。

ワクチンしか解決法がないというような感染症が出現するというのは、極めて不自然です。

今回の謎のワクチンの出現は、政府・行政だけではなく、医療制度、医学教育、そして医学研究のあり方が問われる事態です。これまでの問題とは、全く次元の違う問題です。

遺伝子レベルの研究成果を医療に取り入れることの功罪が、明らかになったのです。

官民コンツェルンとしてのワクチン事業

ワクチンの治験においては、一応の手順にしたがって、有効性と安全性が調べられます。どちらも重要な要素ですが、どちらかというと有効性の方が重要です。有効性がなければ、ワクチンを使用する必要がないからです。

今日のワクチンの問題は、ワクチン事業が医療ビジネスの中に取り込まれているところから発生しています。ワクチン事業は、医療ビジネスと行政が協力する公共事業として、大きな利権構造体を形成しているのです。

ワクチンの開発には、多大なお金が必要です。投じた予算を回収して利益を出せるという見込みがなければ、ワクチン事業は成立しません。

一般的にワクチンを開発するには、様々な困難があります。各ステップにおいて困難な問題はありますが、その中で最も費用が必要なステップは、ヒトを使っての有効性と安全性を確かめる治験です。特に第Ⅱ相／Ⅲ相の治験においては、多くの参加者が必要です。

例えば、今回のP社のmRNAワクチンの治験に参加した人は4万人ほどです。これらの人にはそれなりの報酬が支払われるはずなので、少なくとも数十億円規模の予算が必要です。それまでの開発にかかった費用を合わせると、軽く100億円を超えます。

これだけの予算を使って、ワクチンの効果はなかったという結果を出すわけにはいかないのです。ワクチン事業は本来、医療ビジネスに過ぎないはずですが、感染症のまん延を防ぐという名目で、公共事業としての役割もあるということになっています。

客観的な評価のために、二重盲検法により有効性と安全性の確認を行うべきところですが、ワクチン承認では、片側盲検で良いことになっています。これがワクチンの問題を複雑にしています。

緊急の対策が必要という名目で、政府主導での莫大な予算を使った感染症対策が実施された結果、街中がマスク社会となり、ＰＣＲ検査と共に感染症まん延の雰囲気が作られました。恐ろしい感染症から逃れるために、ワクチンしか選択肢がないという意見が、マスコミ報道によって繰り返されました。

このようなワクチン待望論の中で、有効率95％という驚異的な数値だけが印象に残るワクチンが登場したのです。不自然な数値にもかかわらず、その有効性の根拠を問いただす動きは、ほとんど見られませんでした。

感染症の対策としての莫大な予算が、結果としてワクチンビジネスという官民一体となった新たな巨大利権構造を形成したのです。医療に関する利権構造はこれまでも問題とされてきましたが、これほど巨大なものがこれまでにあったでしょうか。そして何よりも問題なのは、このワクチンの目的が明らかではないことです。

スピード感のある政策は危険がいっぱい

感染症対策にはスピード感が欠かせないという口実で、莫大な予算が立てられました。そして、まん延を防ぐという名目でＰＣＲ検査や抗原検査が広範囲に実施されました。これにより、ワクチン接種を一気に大規模に実施するという政策が正当化されました。緊急事態という口実が、感染症対策が正しいのかという議論をすっ飛ばしてしまったのです。憲法に緊急事態条項を入れる必要があるとする議論にまで発展しています。スピード感を持って対策をするという口実が、問題の本質を覆い隠す役割を果たしたようです。

しかしながら、緊急事態の根拠になっているＰＣＲ検査に医学的な意味がなければ、全ての政策に意味がありません。何十兆円、何百兆円という莫大な予算も、全てが無駄なのです。

今後も、今回の新型コロナのような感染症騒動が作られる可能性は大いにあります。だからこそ、病原体の確認できないワクチン接種に何の意味があるのかという、前提条件の議論が必要です。

基本に立ち返り、科学的な根拠に基づく判断が必要です。

自然な状態で症状を出す人が多発するようなら、感染症のまん延かもしれません。その場合の対策の基本は、自発的な自宅療養です。

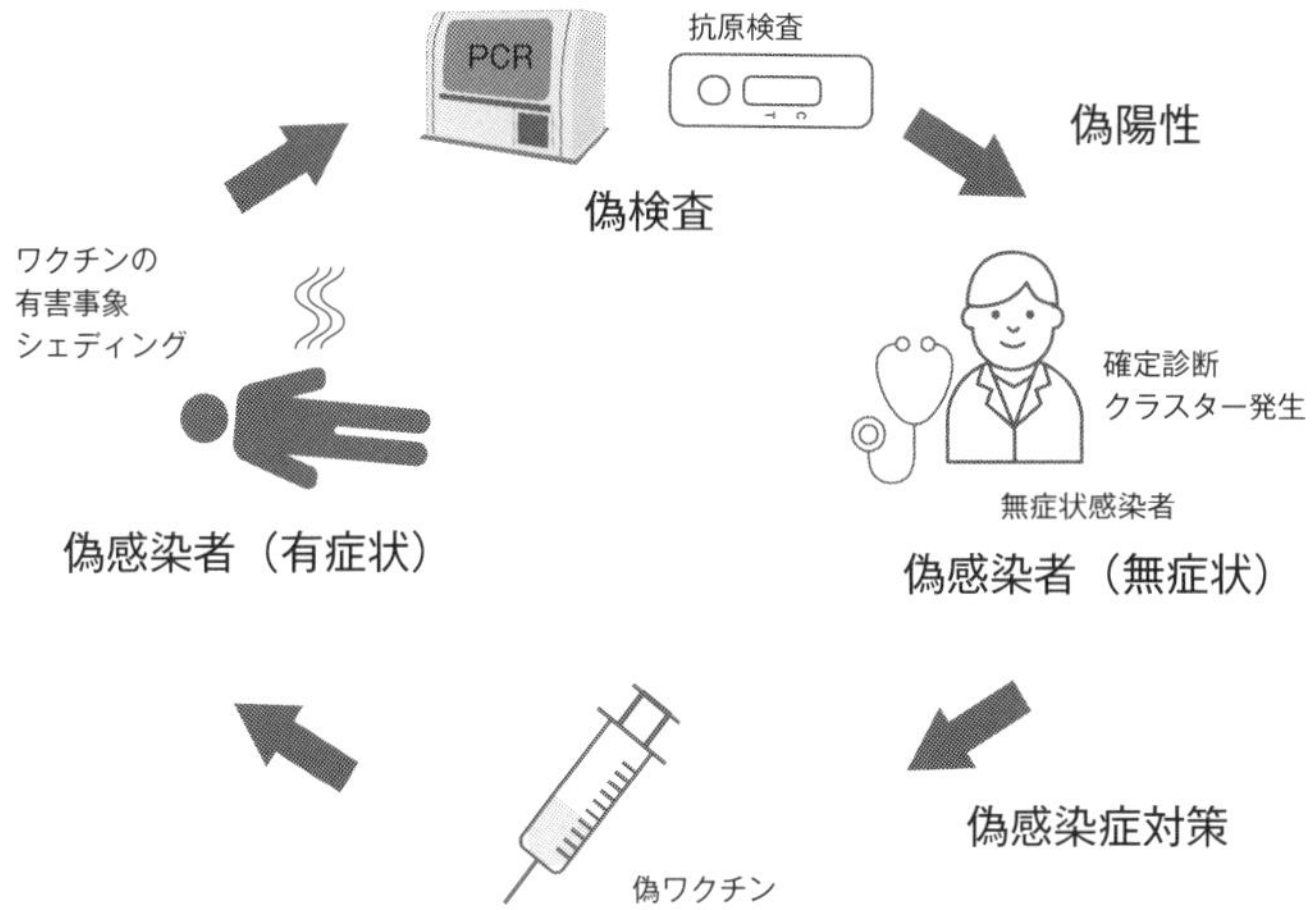

図8-1　偽感染症の循環システム（仮説）

偽検査による偽陽性から無症状感染者という偽感染者が大量発生する。この対策のために、偽ワクチンを大規模接種することにより、有害事象による偽感染者が大量発生する。緊急事態という口実のスピード感のある偽政策により、問題の点検をする代わりに、次のステップに突き進むことが新たな問題を作り出す。その結果、永続的な偽感染症の循環システムが構築される。

ワクチンの有害事象と感染症の症状を区別して、対処する必要があります。大規模なワクチン接種後に症状を出す人が多発すれば、その原因はワクチン接種です。その場合の対策は、ワクチン接種を中止することです。

検査で陽性者発生が多発するにもかかわらず症状の発生が一致しない場合は、検査に問題があるのです。その場合の対策は、検査を点検することです。PCR検査に依存した診断が問題なら、診断法を点検する必要があります。

緊急事態という口実で、問題点の点検が見送られています。取り急いだ次の対策でさらに問題点を作り出しています。これを繰り返していると、いつまでも問題を作り続けます。偽感染症の循環型システムができてしまうことで、永続化してしまいます。

緊急事態という口実は、危険信号です。猛スピードで突っ走ると大きな事故が起こってしまいます。このような政治家に運命を任せて良いのかという判断が必要です。

ワクチンという解決法は正しいのか

古代より、怨霊の存在が病の原因と考えられてきました。近代医学の発展とともに怨霊という考え方はなくなってしまいましたが、「あるのか、ないのか、わからない」にもかかわらず、「あるもの」として考えるという思想は、ほとんどそのまま、近代医療に引き継がれています。効果があるのか、ないのか、わからないにもかかわらず、あるものとして医療の処置をするというものです。また、実際には病気の原因がわからないにもかかわらず、これが原因であると断定してしまう手法です。

新興感染症における病原体証明には、少なくとも数年単位の時間が必要です。病原体証明ができなければ、病原体検査もできません。感染性の証明も不可能です。

感染性の証明ができなければ、感染を阻止する効果を証明することはできません。感染性の証明のためには、病原体の証明が不可欠です。したがって、感染阻止の証明ができないために、まん延防止の緊急の対策としてのワクチンは開発は不可能です。したがってワクチン接種によるまん延防止はあり得ないのです。

ワクチン接種により新興感染症のまん延防止ができるという思想は、理論的に間違っています。また、病原体の証明ができなければ、新興感染症であることも証明できません。検査法も存在するわけがないのです。

新型コロナを作り出したPCR検査や抗原検査は、怨霊が病の原因であると考えられていた時代と類似して、「あるかないかもわからない」ものを「ある」と断定するために使われています。そして、その解決法としての遺伝子ワクチンは、怨霊時代の病の解決法とは比較にならないほどの社会的な影響力を持っています。

ワクチンの効果を証明できない理由

ワクチンに有害事象を減らす効果があるというデータが出せない原因として、大きく3つの要因があると考えられます。データを出さないのではなく、出せないのです。ある意味では、ワクチンの有効性に関する本質的な問題です。

一つは、ワクチンの対象としている感染症が、実際にはまん延していない場合です。ワクチンの効果を見る時、その地域においてワクチンの効果を調べるための感染症がまん延していないと、効果判定ができません。

厳密には、治験を始めるタイミングはまん延が始まる直前であり、治験を始めると同時に感染症のまん延が始まるのがベストです。しかし、感染症のまん延がそのように都合よく起こることは、期待できません。ワクチンができる頃にはすでに、対象とする感染症のまん延が終息していたという場合もあります。

ワクチンの対象としている感染症がまん延していない地域においてワクチン接種の治験を始めたら、しばらくしてその感染症のまん延が始まったというようなことが起これば、治験のためのフィールドとしては理想です。しかし、ワクチンの治験を始めたとしても目的とした感染症のまん延が起こってくれなければ、大変な損失が発生します。病原体の変異によって、変異体がまん延してしまう可能性があります。あるいは、フィールドにまん延が始まる前に、変異を繰り返して病原体が消滅してしまう可能性もあります。

そもそも、対象とする感染症のまん延が存在しない場合や、対象としている病原体が存在しないという可能性もあります。いずれにしても、感染症のまん延がなければ、有効性があるというデータは出すことは不可能です。

既に目的とする感染症がまん延している地域においては、既に集団免疫が成立している可能性があります。そのような状態であれば、ワクチンの効果に期待はできません。

また、被験者が実際に感染しなければ、データとして活用できません。被験者の自然免疫力によって感染が成立しないことがあり得ます。自然免疫力には大きな個人差があるために、ワクチンの効果に関わるデータのばらつきが避けられません。被験者のどのくらいの人が、ワクチンの対象としている病原体に対して新規に感染するのかについては、全くの未知数です。

何より、新興感染症においては病原体証明に年単位の時間がかかるために、ワクチン開発も治験のために好適なフィールドを用意することは不可能です。

二つ目の原因は、そもそもワクチンの有効性判定方法がない場合です。

感染症においては、病原体自体の伝染性が証明できない場合が多く存在します。実際に人から人への伝染性の証明はほとんど不可能です。伝染性の証明ができない状態では、ワクチンによる伝染阻止は期待できません。したがって、まん延防止のためのワクチン開発は事実上不可能です。

三つ目の問題は、ワクチンの効果がない、あるいは感染防御の役には立たない場合です。

免疫系の問題や病原体の多様性などの問題は前述の通りです。ワクチンの効果がない場合や、感染防御に役立たない場合には、有効性に関する証明ができないのは自明です。

超過死亡数の増加とワクチンの有害事象

自然に起こる有害事象は、自然観察によるデータです。これに対して、ワクチン接種による

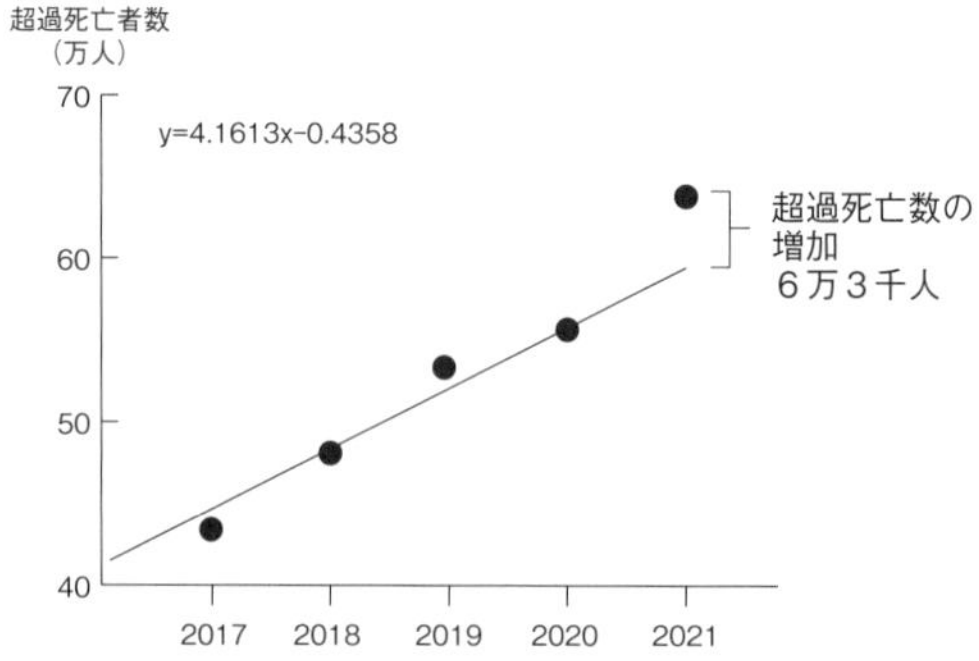

厚生労働省人口動態統計より

図8–2　有害事象の反映としての超過死亡者数

2021 年の超過死亡者数の回帰直線からの乖離は、ワクチン接種による有害事象を反映している可能性が高い。

有害事象は、ワクチン接種という実験を行い、その後に発生する有害事象です。

　したがって、ワクチン接種と因果関係のある有害事象は、ワクチン接種後の全ての有害事象から、ワクチン非接種の状態の自然に発生する有害事象を差し引いた値です。これは、ワクチンの負の有効性を示す値になります。

　死亡率に関しては、超過死亡数のデータが年次別に厚生労働省から出されています。死亡者数は、ほぼ一定の割合で毎年増え続けているので、一次直線に回帰します。この直線から離れているのは、２０１１年と２０２１年です。

　２０１１年は、東日本大震災があった年です。コロナのまん延が始まった２０２０年は、むしろ若干回帰直線の下になっています。これに対して、ワクチン接種が始まった２０２１年は、飛び抜けて回帰直線の上に位置しています。

２００８年から２０２１年までの超過死亡者数の年次データから、回帰直線から離れる２０１１年と２０２１年を除いた最小二乗法の回帰直線を使って、２０２１年の超過死亡者数が、どのくらい予想値から上回っているのかを計算してみました。その結果、２０２１年は、６万３千人死亡者数が増加していることがわかりました。この６万３千人という値が、ワクチン接種との因果関係が疑われる有害事象です。

２０２２年度についてはおよそ11万人の超過死亡数が予測されるので、合計約17万人がワクチン接種により死亡している可能性があります。

ワクチン接種による死亡報告は、既に約２０００件に達しています。ワクチン接種との因果関係が政府から認められたケースは、１件について専門家会議が「因果関係は否定できない」としたのみです。

因果関係を証明するためには、病理学的な証明が必要です。病理学的な証明の過程においても、主観的な判断が入り込むことが否定できません。それに比べると、有害事象のデータである超過死亡者数の年次別データには、主観的な判断が入る要素がほとんどありません。ただし、超過死亡者数は人口の年齢構成によって変化する可能性があるので、変化の傾向の分析には注意が必要です。

ｍＲＮＡワクチンによりこれまで17万人が死亡したと推定することが本当に正しいのかについては、今後の推移を見て判断するしかありません。しかしながら、他に死亡者が増加する要因が考えられないので、ワクチンの有害性を最も客観的に示すデータと考えられます。

ワクチンを求める心理的背景

新型コロナのｍＲＮＡワクチンが、多くの有害事象を引き起こすにもかかわらず有効性の高いワクチンとして評価が高いのは、接種開始当初、有効率95％という数値が大々的にキャンペーンで使われたからです。一般的に、数値は判断の材料として使われます。言葉で説明するよりも、信頼性の基準として説得力があるようです。

一般的に、日本人は数値を示されると信用する傾向が強いようです。しかし、その数値の根拠を調べる人は、それほど多くはありません。その数値が、権威のある組織などから出されると、更に信頼度が上がります。権威と数値というものを信頼する文化が利用されたようです。

これまで多くの予防接種を受けてきた人にとって、ワクチンは感染症予防に欠かせないものであるという考えがあります。ワクチンそのものに対する信頼です。そのために、ワクチンの有害事象に対する許容度が高くなっているのです。

現在のようにワクチン接種者が多数を占めるようになると、ワクチン接種に起因する有害事象が多発するために、感染症の診断において、ワクチンの副反応の症状か、それとも感染症による症状であるのかの判別が困難になっています。

ワクチンは副反応を起こすものであるということが常識化すると、大変なことになってしまいます。多少の有害事象を起こすものであっても、もっと恐ろしいものから逃れるためには集団接種を進めるしかないという風潮から、このような有害事象を受け入れる社会が形成される危険性があります。

通常は行政サービスの不手際に不満を訴える人も、公衆衛生のために行政に協力するべきという社会規範の形成の一翼を担うのです。

有害事象多発のワクチンが必要ですか？

歴史的には、感染症が主な疾病であった時代が続いてきました。時代とともに衛生環境が改善されると、感染症は減少し続けました。ワクチンが実用化されたのは感染症が減少した後であり、ワクチンの効果によって感染症が減少したとする因果関係の立証は困難です。現行のワクチン承認で取り入れられている確定診断数を比較するという方法では、ワクチンの効果を科学的に証明できません。したがって、承認されたワクチンであっても、あくまで仮の有効性というレベルです。

評価の定まっていない組み換え遺伝子を注射するという行為に、未知なる危険性があるのは自明です。さらにｍＲＮＡの仕組みとしてのＬＮＰも、その危険性は未知数です。未知なる危険性があり有効性も確認できないワクチンを、乳幼児や子供を含め国民に広く接種を勧める意味に関して、考える必要があるのです。

政府は、このように有害事象を発生させるワクチンを数億回分も購入しました。何兆円もつぎ込んで、有害事象を発生させるワクチンを購入する必要があったのでしょうか。

このワクチンを国民に広く接種すると有害事象が多発してしまうことは、容易に予測できます。このワクチンに問題があることは、ワクチン接種が始まる前からわかっていたはずです。このような問題を国民の間で共有することができないことが、問題を深刻化させています。

ワクチンの基本的な機能は、人工的な病原体として免疫的な刺激をすることです。この過程において有害事象が発生することは、ある意味では避けることができません。利益が大きいからこそ、多少の不利益には目をつむる必要があるという理屈です。しかし、個人レベルでも、社会のレベルでも、結果として有害事象の発生が減らないのであれば、ワクチンの目的から逸脱しています。

ワクチンの問題点は、多くの感染症において有効性を証明する科学的な方法が存在しないことです。ワクチンの効果を判定する方法として一般に用いられている疫学的方法では、正確に効果を判定することは不可能です。従来のワクチンについても、正確にワクチンの効果が科学的に証明されたものはほとんど存在しませんが、現実には「効果があるとは言えない、そうかといって効果がないとも言えない」と積極的に止める理由がないので、ワクチン接種が継続されています。

それに対し、ワクチンの副反応は一定の確率で必ず存在します。副反応で発症するかどうかは個人差がありますが、感染症を防ぐという有効性がなければ、有害性しか残らないことになります。有効性の確率と副反応の確率のバランスがはっきりとしないので、漫然と続けられているのです。

有効性に関する評価を、有害事象の減少によって評価しないことが、有効性の確率と副反応の確率のバランスを不明確にしています。有害事象の減少がなければ、有害事象を発生させるワクチンなのです。このようなものを接種し続ける必要があるのでしょうか。

ワクチン再評価は簡単にできる

有害なワクチンをいつまでも接種する制度は、早急に改める必要があります。これまで、ワクチンの有効性の確認がいかに難しいかを述べてきました。効果のないワクチンの有効性を証明することは、理論的には不可能なはずです。もし、理論的に不可能なことを可能にしている制度であれば、それを改革することが必要です。

有害事象を減らす効果を判定すれば、客観的なワクチン評価ができるわけです。医師の診断が入らないので、評価システムを作るのも容易です。しかも、お金もほとんどかかりません。

ワクチン再評価のためには、効果に疑問のあるワクチン接種において、プラセボ群を一定の割合で設定すればよいのです。そして、一定期間を経てから、有害事象の発生率をワクチン接種群と比較します。このデータを蓄積すれば、ワクチンに有効性があるのかということがわかります。中には、プラセボ接種に対して、不安のある人もいるかもしれません。また、プラセボ群を設定することによって、感染症がまん延してしまうことを心配する人がいるかもしれません。

しかし、ワクチンが有害事象の発生を減らすことができなければ、ワクチン接種の中止を検討する必要があります。もし、ワクチンが有害事象を増やすのであれば、ワクチン接種を直ちに中止する必要があります。ワクチンの本当の効果については、再評価制度を導入してこれを継続的に実施することによって、次第に判明してくるのです。

有効性がはっきりしないワクチンを、有効性があるという形のデータに仕上げるには、大変な資金力が必要です。しかしながら、ワクチンの再評価の方は、有効性がはっきりとしないというデータが出れば良いのです。

もともと、有効性がはっきりしないワクチンなら、再評価で有効性が確認できないというデータが出るのは、自然の成り行きです。自然の摂理に従って科学的なデータを出せば、白黒はっきりとするのです。ワクチンの再評価は、運転免許の更新制度のように、継続的な再評価制度が求められるものです。ワクチン承認は、あくまで仮免許というレベルの仮承認として位置づけるのです。

このように、ワクチンが本当に必要なのかを調べるためのワクチン再評価制度の導入が急務の課題です。ワクチンの承認制度の中に、組み入れる必要があります。

これには政治の力が必要です。そのために欠かせないのが、世論の声です。

なぜ問題に気づきにくいのか

ワクチンの問題は、内在する危険性に気づきにくいことです。その背景には、ワクチンは感染症対策に欠かせないものであるという先入観があります。乳幼児から始まる定期接種によって、免疫力の補完にワクチンが必要不可欠なものであるという認識が脳の中に植え付けられています。この認識は、特別なことがない限り、生涯にわたって続きます。

定期接種の実施主体が行政であることも、信頼度を高めています。公共衛生のために必要なものという世間的な常識が形成されており、社会的義務という捉え方が一般的です。そのため、ワクチンに対する疑問は、反社会的というレッテルを貼られてしまいます。

このような背景のもとに、ワクチンの中身については政府が保証しているという感覚があり、ワクチンの効果や有害性に対する疑問を持つ人が少ないのです。

最近は食の安全意識が高まったことにより、成分表や添加物の表記を気にする人が多くなりました。組み換え遺伝子を含む食品を警戒する人も珍しくありません。

それにもかかわらず、ワクチンの主成分に組み替え遺伝子が使われていることに対して、警戒する人は少ないのです。特に新型コロナワクチンは、mＲＮＡという組み換え遺伝子そのものを注射するものです。活性を持つ形態の組み換え遺伝子を直接体内に入れるために、食品中に含まれる組み換え遺伝子とは比べ物にならないほど影響が大きいことが予測されます。しかも、細胞内にmＲＮＡを送り込む仕組みとしてのＬＮＰがどのような問題を引き起こすのかについての知見は、ほとんどないという状況です。

マスコミ報道では、ワクチンの成分に組み換え遺伝子が使われていることや、未知なる危険性があることについて、ほとんど触れることはありません。その一方で、このワクチンの有用性については、専門家を登場させながら繰り返し報道したのです。マスコミ報道が、ワクチンに反対する意見に対して反社会的のレッテルを無意識のうちに貼り付け、集団心理を誘導した可能性もあります。

このように、ワクチンの問題に気づきにくいのは、ワクチンが不可欠であるという先入観がある中で、繰り返されるマスコミ報道とクーポン配布などの方法での行政による接種勧奨が行われたことが影響しています。

「ワクチンは絶対的に良いものである」という考えは、宗教的な信仰心と近いものがあります。良いものか悪いものかの判断は、ワクチン承認書類のデータから判断できます。この中で、有害事象の発生データは、ワクチンの本質を客観的に評価できる実証実験のデータです。ワクチンの評価は実証データから判断されるべきものであり、先入観は一度取り払う必要があります。

自灯明・法灯明

ワクチンには有効性の科学的検証もないのと同時に、再評価をするシステムもないので、行政の仕組みの中で漫然と続いてしまっています。有効性に疑問が出されることもなく、これを止める仕組みもないというのが現状です。政治問題にならない限り、いつまでも続いてしまうのです。

ワクチンの本当の目的が何かについては、これを計画した人に聞かないとわかりません。仮に聞いたとしても、本当の答えが返ってくるわけはないので、ワクチンの本当の目的は、自分で想像するしかないのです。

一番確実な方法は、新興感染症の病原体特定までに少なくとも数年以上は必要であるという事実を基本として、感染症とワクチンの問題を考えることです。

病原体特定に時間がかかるのは、病原体の証明のためには実証実験が必要なためです。病原体の変異の多い新興感染症においては、病原体証明の工程において、病原体が変異により消滅してしまう可能性が非常に高いのです。したがって、手間とお金をかけて病原体証明に取り組むことは、現実的ではありません。

そのために、普通は病原体証明ができないままに、正体不明な感染症で終わってしまうことになります。新興感染症が出現した場合に、数年以内に検査法やワクチンができるはずがありません。

もし、この原則から逸脱した形で、早期に検査やワクチン接種が始まったとすれば、感染症は人工的に作られたものであり、そのワクチンはまん延防止が目的ではなく、別の目的で行われている可能性が高いのです。

自分の観察に基づいて、自分で判断するのが一番確実です。これらを自分で考えて、自分で判断するしか方法がありません。釈迦の最期の説法、「自灯明・法灯明」の実践が求められているのではないでしょうか。

将来への問題が明らかになった

今回の問題で明らかになったのは、医療の進歩とは何かということです。新しい技術を導入することにより、医療が進歩して、これまで解決できない問題が解決できるという理論が正しいとされてきました。遺伝子工学や細胞工学の先端技術の導入が、問題解決の切り札とみなされていたのです。

しかし、いくら優れた技術であっても、これを運用するのは人間です。良い方向にも悪い方向にも運用することは可能です。

小さい要素に分けて細かいレベルで調べると、全体の問題がわかるという要素還元主義の理論が、西洋医学に取り入れられています。遺伝子レベルで病気を解明することや、遺伝子レベルで病気の治療や予防を行うというアイデアです。

PCR検査や遺伝子ワクチンは、このアイデアに基づいています。目に見えないようなミクロの世界で大きな問題が発生したというキャンペーンが世界レベルで行われると、一般の人には一体何が問題なのかを知ることは困難です。その結果として、マスコミによるキャンペーンに従うしかないという状況が作られます。そして、その問題解決のために、遺伝子注射しかないという提案をしてくるのです。莫大な予算がこれらの活動を支えています。

要素を細かい要素に切り分けると全体がわかるという理論の、限界が見えたようです。細かくすればするほど、全体がわかるのではなくて、全体が見えなくなるのです。全体が見えなくなった時点で、これを悪用する人が出現するのです。

理論的には、偽検査と偽ワクチンの組み合わせで、偽感染症をいつでも作り出すことができます。マッチポンプのかたちで、莫大な利益を得るシステムができ上がります。

遺伝子の断片を調べることが病原体検査であるという誤解が広まっても、これがおかしいという声がほとんど出てきません。遺伝子というミクロな世界の話であるために、その問題点が見えにくいのです。どちらに進むべきかという判断ができないために、従うしかない状況に追い込まれます。そして、その対策として、組み換え遺伝子を注射することであるという危険な行為に対しても、これに素直に従ってしまうのです。

新型コロナ騒動では、閉鎖的なミクロな世界に多くの人が引きずり込まれたのです。その結果として、世界の大きな動きが見えなくなってしまったようです。

現行の制度では、有害なワクチンであっても、一度制度化されるとこれを中止することが難しくなってしまいます。「念のため」「万一のため」という安心安全を求める心理を利用して有害なワクチン接種が続けられます。つまりワクチン接種を中止するというワクチン効果の再評価制度が存在しないのです。そのために、有害なワクチンを健康な子どもたちに延々と打ち続けるという社会になりかねないのです。

今回のワクチンの問題は、問題解決のための新しい発想が必要なことを提起しています。

他人に命を預けますか？

ＰＣＲ検査は、ものさしのない検査です。ものさしは一般に公開されているから、インチキを防ぐことに役立っています。その時の都合により、役人がものさしを勝手に作り変えていたら、ものさしの役割を果たしません。これまでの検査は、ものさしがあることを前提としていました。そのために、ものさしがない検査であることに気づきにくいのです。

ワクチンが命を救ってくれると考えている人が多いようです。しかし、ワクチンの中身について調べる人は、それほど多くありません。ワクチンの中身を知っているのは、ワクチンを作った人です。その効能書が、ワクチン承認書類と添付書類です。これらの文書に目を通す人も少数派です。

本当に重要なことは、これらの書類のデータから読み解く必要があります。最も重要なことは、おそらくこれらの書類には記載されていません。

これまでのワクチンでは、病原体があることを前提としていました。今回、病原体の証明のないワクチンが登場しました。これまでの常識から、病原体の証明のないワクチンについて、その目的を考えることは難しいようです。

「もしかして効果があるかもしれない」というのは、ワクチンのものさしではありません。病原体の感染を防ぐ効果を示す科学的なデータが、ワクチンのものさしです。

ものさしのない検査を信じて、ものさしのないワクチンを注射するのは、他人に命を預けることではないでしょうか。

ワクチン幻想からの覚醒が必要

歴史的に見て、感染症が人類の脅威とされる時代が続いてきました。どうやら人類は、本物の感染症との闘いから、インチキ感染症とインチキワクチンの出現との闘いの時代に入ったようです。

感染症対策としてワクチンが考案されました。インチキ感染症対策には、ワクチンの代わりに思考力が必要になったようです。行政が主導して行われることに慣れきってしまったので、個人の判断力は退化したのです。

インチキ感染症に対する対策には、個人レベルの判断力が求められます。本物の感染症を知っていれば、インチキ感染症の判別はそれほど難しいものではありません。

本物の感染症は、病気を引き起こします。ウイルス性の感染症には、自然治癒力を引き出すことが最善の対処法です。病原体検査は困難であり、基本的に必要ありません。

インチキ感染症は、偽遺伝子情報に基づく病原体検査から始まります。そして偽遺伝子情報に基づく遺伝子ワクチンが唯一の対策というキャンペーンが行われます。

適切な判断ができれば、過剰な対策も、過剰な心配も不要です。

無症状の人が感染を広げることがあるのかについて、正しい答えはありません。これまでの歴史においては、そのようなレベルのことは気にしていなかったのです。科学的に証明できるものではありません。存在しないことを科学では証明できないからです。

本当にワクチンが必要かどうかは、自分で判断するしかありません。ワクチンがないと感染症対策ができないということはありません。また、ワクチンが感染症対策に有効であることが、科学的に証明されたものもありません。

天然痘の撲滅において、ワクチンが有効であった可能性はあります。それ以外のいくつかの感染症でも、ワクチンが有効である可能性はあります。しかし、本当のことはわかりません。ワクチンの有効性に関する科学的な証明ができていないためです。つまり、本当のことはわからないのです。厚生労働省のワクチン承認は、一定の基準を満たしたということで行われています。必ずしも、有益性や安全性を保証したものではありません。

本物の感染症か、インチキ感染症かの判断は、病原体の正体を探ることで判別できます。中国の研究グループから出された遺伝子情報を確認しないままに、PCR検査が作られました。これが正しく病原性ウイルスを検出しているのかを確認しないままに、莫大な予算が捻出され、大量の感染者を作り出しました。そして、謎のmRNAワクチンが一気に国民の大多数に接種されたのです。〝お注射社会〟の出現です。有害事象を大量発生させるワクチンは、不健康な社会を作り出します。

緊急事態という理由によって基本事項の確認作業を省いて突っ走れば、混乱するのは自明です。基本事項の確認もしないで、ワクチンが解決法になるという発想は異常です。

お注射社会は、命を他人に預ける仕組みです。緊急事態だからお注射が必要という話は、危険な社会実験の様相を呈しています。

命に関わる危険なワクチンであっても、行政が熱心に接種勧奨をする仕組みが作られるという、ワクチン行政の盲点があることが明らかになりました。危険なワクチンの野放しよりも危険な状態です。

ワクチンは信仰の対象ではありません。ワクチンに夢は禁物です。ワクチンに対する幻想から、目をさます必要があるのです。

あとがき

四国八十八箇所遍路において、多くの信者が般若心経を無心に唱える光景は、幻想的です。静寂の中に、「色即是空　空即是色」という一節の余韻がいつまでも心に残ります。

コロナ騒動の本当の原因は、心の状態にあるようです。有害なワクチンを体に入れて解決するような問題ではないはずです。病気を治すためには有害なものでも体に入れる必要があるという洗脳状態から、抜け出す必要があります。どのような方法で、「空」の状態に立ち戻ることができるのでしょうか。

「色＝ある」「ない＝無」を包括する概念として、「空＝あるのか、ないのか、わからない」を置いてみると、「わからない」は、「ある」「ない」を包括する概念であることがわかります。「わからない」という言葉は、「知識がない」「知らない」という意味に解されることが多く、ネガティブな印象を持たせるようです。しかしながら、「わからない」というのは、ある意味では最も重要な状態です。「ある」とも言えないし、「ない」とも言えない場合には、「あるのか、ないのか、わからない」はずです。「わからない」は、正確には「あるのか、ないのか、わからない」を略した言葉でもあるのです。

実際には、この世の多くの事象が「あるのか、ないのか、わからない」のです。にもかかわらず、「ある」と断定してしまうと、困ったことが起こります。仮に「ある」としても、空の状態を覚えていれば、元に戻ることができるはずです。

中国の研究グループが発表したＳＡＲＳ‐ＣｏＶ‐２という遺伝子も、実際にあるのか、ないのかもわからないという、空の状態です。

「ある」と言えるのは、パソコンの中の遺伝子情報です。あくまで机上のデータであり、本物の遺伝子ではありません。病原体でもないのです。

問題は、「空」であるはずの病原体を、「ある」と断定してしまったことです。緊急事態という宣言は、煽り立てることによって思考力を封じ込めました。

そして、効果があるのかもわからない「遺伝子ワクチン」を救世主のように信じる人が少なくないのです。「ウイズコロナ」という思想が、「あるのか、ないのか、わからない」ものを「ある」と信じ込ませる背景になっているようです。

「色即是空」「空即是色」は、「ある」と信じていたものが、「あるのか、ないのか、わからない」という状態に戻るきっかけを与えてくれる言葉です。しかし、その言葉を受け入れるためには、心の空が必要です。

ワクチンは幻想かもしれないという気づきは、遍路の道から授けられるのかもしれません。

参考文献

① Scenarios for the Future of Technology and International Development The Rockefeller Foundation 2010

② Amesh Adalja et al. The Characteristics of Pandemic Pathogens https://www.centerforhealthsecurity.org/our-work/pubs_archive/pubs-pdfs/2018/180510-pandemic-pathogens-report.pdf

③ Corman V. et al. Detection of 2019 novel coronavirus (2019-nCoV) by real-time RT-PCR. Euro Surveill. 25: 2000045, 2020

④ 病原体検出マニュアル 2019-nCoV Ver.2.9.1 国立感染症研究所 https://www.niid.go.jp/niid/images/lab-manual/2019-nCoV20200319.pd

⑤ Wu F. et al. A new coronavirus associated with human respiratory disease in China Nature. 579 : 265 -269. 2020

⑥ 幸義和，他：新興再興感染症のための粘膜ワクチン，細胞工学，23：801-805, 2004

⑦ Kalichman SC et al. "There is no proof that HIV causes AIDS": AIDS denialism beliefs among people living with HIV/AIDS. J Behav Med. 33:432-40. 20104

⑧ Pieter Borger et al. External peer review of the RTPCR test to detect SARS-CoV-2 reveals 10 major scientific flaws at the molecular and methodological level: consequences for false positive results. https://cormandrostenreview.com/report/

⑨ 審議結果報告書 COVID-19 ワクチンM社筋注
https://www.pmda.go.jp/drugs/2021/P20211213004/400256000_30300AMX00266_A100_2.pdf

⑩ L.R. Baden et al. Efficacy and Safety of the mRNA-1273 SARS-CoV-2 Vaccine. N Engl J Med 384 : 403-416. 2021

⑪ L.A. Jackso et al. An mRNA Vaccine against SARS-CoV-2 - Preliminary Report. N Engl J Med 383 : 1920-1931. 2020

⑫ 審議結果報告書コミナティ筋注
https://www.pmda.go.jp/drugs/2022/P20220117002/672212000_30400AMX00015000_A100_2.pdf

⑬ Jhaveri R, The COVID-19 mRNA Vaccines and the Pandemic: Do They Represent the Beginning of the End or the End of the Beginning? Clin Ther 43 : 549-556. 2021

⑭ SARS-CoV-2 mRNA Vaccine (BNT162, PF-07302048) 2.6.4 薬物動態試験の概要文日本語版，独立行政法人医薬品医療機器総合機構（ＰＭＤＡ）
https://self23.com/pfizer-report-japanese.pdf

⑮ 荒川央『コロナワクチンが危険な理由2』花伝社，2022

⑯ McKernan K. et al. Differences in Vaccine and SARS-CoV-2 Replication Derived mRNA: Implications for Cell Biology and Future Disease
https://osf.io/bcsa6/

⑰ A phase 1/2/3, placebo-controlled, randomized, observer-blind, dose-finding study to evaluate the safety, tolerability, immunogenicity, and efficacy of sars-cov-2 rna vaccine candidates against covid-19 in healthy individuals
https://cdn.pfizer.com/pfizercom/2020-11/C4591001_Clinical_Protocol_Nov2020.pdf

⑱ Saber Yezli et al. Minimum Infective Dose of the Major Human Respiratory and Enteric Viruses Transmitted Through Food and the Environment. Food Environ Virol 3 : 1-30. 2011

⑲ Rothe C. et al. Transmission of 2019-nCoV Infection from an Asymptomatic Contact in Germany. N Engl J Med 382 : 970-971. 2020

大橋　眞（おおはし・まこと）
医学博士、京都大学薬学部卒業。東京大学医科学研究所、宮崎医科大学（現宮崎大学）、米国ウイスター解剖生物研究所を経て、徳島大学教授。現在は徳島大学名誉教授、モンゴル国立医科大学客員教授。専門は感染症・免疫学。マラリア・住血吸虫症などの感染症をモデルとした免疫病理学や診断法開発、自己免疫疾患に対するワクチン研究を専門としながら、近年は西洋医学と東洋医学を体系化する取り組みを行っている。
著書に、『PCR は、RNA ウイルスの検査に使ってはならない』『PCR とコロナと刷り込み』『北の学校から PC ナイ検査が始まった（絵本）』『コロナワクチンのひみつ（絵本）』『新型コロナの真実（絵本）』（以上、ヒカルランド）、『新型コロナと PCR 検査の真相』『新型コロナワクチンの闇』（以上、知玄舎）、『けっきょく、新型コロナとは何だったのか』（花伝社）。監修・解説に、スチャリット・バクディ、カリーナ・ライス著『コロナパンデミックは、本当か？』（日曜社）、同『計画された！コロナパンデミック』（成甲書房）。

ワクチン幻想の危機――新型コロナが明らかにしたワクチンの本当の姿

2023年6月10日　初版第1刷発行

著者 ――― 大橋　眞
発行者 ―― 平田　勝
発行 ――― 共栄書房
〒101-0065　東京都千代田区西神田2-5-11出版輸送ビル2F
電話　03-3234-6948
FAX　03-3239-8272
E-mail　master@kyoeishobo.net
URL　https://www.kyoeishobo.net
振替 ――― 00130-4-118277
装幀 ――― 黒瀬章夫（ナカグログラフ）
印刷・製本 ― 中央精版印刷株式会社

©2023　大橋眞
本書の内容の一部あるいは全部を無断で複写複製（コピー）することは法律で認められた場合を除き、著作者および出版社の権利の侵害となりますので、その場合にはあらかじめ小社あて許諾を求めてください

ISBN978-4-7634-1111-2 C0047